智元微库
OPEN MIND

成长也是一种美好

我好像抑郁了

秦俊峰 ———— 著

人民邮电出版社

北京

图书在版编目（CIP）数据

我好像抑郁了 / 秦俊峰著. -- 北京 ： 人民邮电出
版社，2025. -- ISBN 978-7-115-65620-9

Ⅰ．R359.5

中国国家版本馆 CIP 数据核字第 2024R8A055 号

◆ 著　秦俊峰
责任编辑　杨汝娜
责任印制　周昇亮
◆人民邮电出版社出版发行　　　北京市丰台区成寿寺路 11 号
邮编 100164　电子邮件 315@ptpress.com.cn
网址 https://www.ptpress.com.cn
天津千鹤文化传播有限公司印刷
◆开本：880×1230　1/32
印张：8　　　　　　　　　　　2025 年 2 月第 1 版
字数：127 千字　　　　　　　　2025 年 2 月天津第 1 次印刷

定　价：59.80 元
读者服务热线：（010）67630125　印装质量热线：（010）81055316
反盗版热线：（010）81055315

推荐序

"老师，您帮我的书写篇序吧。"

"你还是找名人或'大咖'写吧。"

"老师，您就是我心中的大咖，我希望您是我的第一位读者。"

这么多年过去了，俊峰还是如他上学时一样真诚，他的话不多，平时都全神贯注于工作，仅有的一点业余时间也用来在网络平台上普及心理学知识，以及记录他的患者治疗心得了。我总调侃俊峰："你的生活方式怎么像老年人一样！"他听完只是笑了笑，又专心致志地投入到自己的研究工作中去了。

术业有专攻，这几年，俊峰逐渐成为我们心理学领域小有名气的心理学科普达人，想必翻开这本书的你应该在网上刷到过又酷又帅的"心理医师老秦"吧。

I

我好像抑郁了

　　我仔细阅读了这本书,感觉俊峰就像武侠小说中的武林高手,在为排队等候的每个患者治疗,治好后也来不及祝贺,就又专心致志地诊治下一位患者了。本书中有对学生进行精神控制的导师,使学生不断自我否定;有爱的方式不对,培养出了痛不欲生的孩子的父母;有在乱哄哄的家庭氛围里长大和生活的自卑的女儿和伤心的妻子……一个个鲜活的案例呈现出了人们在生活中可能遇到的多种问题,书中还有针对个例的专业科普解读,帮助读者进一步了解心理学知识。

　　在阅读本书时,你也许会发现,书里描述的患者身上可能有着自己、老师、父母、孩子、伴侣、同事、朋友……的缩影。你一定要好好体会书中用阴影标出了重点的警醒语句,相信无论是深陷焦虑的上班族,还是烦恼于成长问题的青少年,抑或是为了家庭和谐而渴望提升的父母及伴侣,都能从书中获得心灵的滋养及智慧的启迪。

——青岛市精神卫生中心主任医师、

中华医学会儿少心身医学协作学组委员　刘小翠

前　言

　　写书的医生不多，写书的心理医生自然更不多。我现在是其中之一了，哦，对了，我还是个"网红医生"，别人介绍我的时候都会加上这个称呼，不过我一般不主动提及。我给自己起的网名叫"心理医生老秦"。很多人会好奇地问我："你这么年轻，为什么叫老秦呢？"我说，一来显得亲切，二来我挺喜欢心理医生这个职业的，我打算干一辈子。小秦早晚会变成老秦，我怕有一天变成老秦大家找不到我了。

　　每个第一次来到心理门诊的人都会有些忐忑，毕竟心理科算是个新兴科室。人们通常因为身体不舒服才去医院看病，但如果是心里不舒服，该怎么看呢？是不是去了不用说话，心理医生就能猜出自己在想什么？而心理又与精神有关，很多人直接将心理问题等同于精神病，这又给想要求医的人增加了一点病耻感和恐怖感，担心万一确诊了怎么办，因此更不敢去了。

其实心理科并没有那么神秘，更不可怕，心理医生也不会读心术。就拿抑郁举例，一个人最近心情不好，感觉自己状态不对又说不上来哪不对，看到网上的信息而对自己产生了怀疑："我是不是抑郁了"，带着这样的疑问，纠结了很久才来到心理门诊。结果或是虚惊一场，或是认为早该来了。我写本书的初衷，就是希望揭开心理门诊这层神秘的面纱。其实，我看书时一看到理论部分就容易走神、犯困，因此在本书中我用了案例对话的方式，让你好像坐在了我的诊室中一样。

2023 年我接诊的门诊患者有 1 万多位，书中列举了其中的 15 位，我认为他们的案例很有代表性，其中包含个人成长、两性关系、亲子关系等。

"我好像抑郁了"是有抑郁倾向的求医者见我时最常说的开场白，我想了很久，最终决定就以这句话来为这本书命名。如果你心情不好或者感觉自己好像抑郁了，那么你就看看本书，或许你能从书中的人物身上看到自己和身边人的影子。

下面,
打开心理医生的故事盒子吧!

▶▶

目 \ 录 \ Contents

01 被导师精神控制的研究生　／001

02 抑郁的一家三口　／017

03 先学会爱自己，再去爱别人　／033

04 幸福婚姻三要素　／051

05 抑郁的妈妈和"躺平"的孩子　／067

06 酗酒的女孩　／087

07 父子之间的隐形脐带　／103

08 歪着头的男孩 / 117

09 手臂上的"条形码" / 129

10 我是一个扫把星 / 147

11 午夜铃声 / 163

12 蜗居女孩 / 181

13 从来没有快乐过的"小大人" / 195

14 允许别人做别人，允许自己做自己 / 211

15 爱的最高境界是爱上自己 / 227

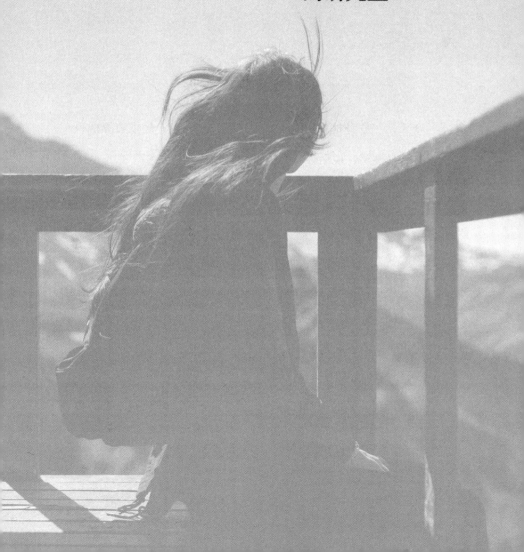

01 被导师精神控制的研究生

今天，一位身材高挑的小姑娘来到我的门诊，她戴着黑框眼镜，扎着马尾辫，说话轻声细语。

她先开口："医生您好，我可以坐吗？"

"当然！"我说。

她说自己是一个一流大学的硕士研究生，从小品学兼优，在班里一直担任班长。

"我怀疑自己被导师精神控制（PUA）了！"她说这话的时候，眼神中带着一丝疑惑和不安，显然内心深处藏着挣扎和苦闷。

"可以具体说说吗？"我问。

她告诉我，她的导师怀疑她患上了抑郁症，建议她来看心理医生。

一开始，我还因她的导师关心学生而心生敬意，没想到随着我们交谈的深入，才发现事实恰恰相反。这位小姑娘在读研期间，遭受了导师的压榨。导师不断让她和几位同门师兄师姐完成与他们的课题无关的任务。由于任务繁重且实验经常失败，他们无法取得令人满意的结果，导师便会指责他们科研能力弱，甚至恶语相加，对他们进行人身攻击，严重伤害了他们的自尊心和信心。

有一次，国庆假期结束，小姑娘返回实验室后，导师问她是否好好看文献了。她虽然看了，但是看文献的时长和细致程度远达不到导师要求的"高标准"，她边忐忑地说"看了"，边琢磨怎么和导师说自己看文献的感想。没想到，下一秒导师竟然直接打开她的计算机，检查文献的浏览记录。当发现她并没有按照自己的要求进行标注时，导师大发雷霆，痛斥她不上进，警告她这样根本毕不了业。小姑娘当时就感到五雷轰顶，觉得自己的人生失去了希望。

还有一次，导师来到实验室时，发现她在玩手机而没有进行实验，于是直接抢过她的手机，发现她正在与他人闲聊。在所有同门师兄师姐面前，导师大声命令她离开实验室，并威胁她永远不要再回来，否则后果自负。小姑娘不明白自己明明只是想休息

我好像抑郁了

一下再继续做实验，导师为什么要发这么大的火，她觉得无地自容、痛不欲生。后来，在导师的严厉斥责下，她开始怀疑自己的能力和价值，每天都在焦虑和抑郁中度过。最近一个月，她每天都会在实验室的厕所里偷偷哭泣，晚上失眠很严重，躺在床上翻来覆去睡不着。就算好不容易睡着了，也会在凌晨三四点醒来，然后陷入无尽的自责。

最让她崩溃的一次是，她外出没有请假，被导师发现了。按照导师的规定，请假两小时及以上必须经过他的批准。小姑娘这次外出的原因，是读大学时关系非常好的同学听说她最近情绪不佳，特地从外地赶来看望她，并约她吃饭。她知道两小时的时间肯定不够，而且担心如果请假，导师不仅不会批准，还会责骂她，于是决定悄悄出去。然而，那天导师碰巧来实验室查岗，发现她不在，就给她打电话让她赶紧回来，她不得已草草结束饭局。结果可想而知，回到实验室后，导师非常生气，要求她退学，并建议她寻求心理医生的帮助。

小姑娘感到前途渺茫，在我面前掩面哭泣。我见她情绪低落、焦虑不安，便让她做一下心理测评和相关检查。她的抑郁量表和焦虑量表测评结果都是重度，我向她解释了测评结果。

她问我："那我现在是被确诊抑郁症了吗？"

我肯定地回答："是的。无论是从症状还是检查结果来看，都符合抑郁症的诊断标准。"

听到这个结果，她的眼神黯淡了下来。我知道她内心的痛苦和挣扎远非言语所能表达的。

她说："秦医生，我真的有那么差吗？"

我沉默了一会儿，然后慎重地回答："别人评价你好不好，只取决于你对他有没有价值，并不代表你真的好或不好。"

"要区分事实和观点。"我进一步解释，"榴莲是一种水果，这是一个事实。我说榴莲不好吃，你说榴莲好吃，这是观点。导师说你不好，这是他的观点，并不是事实。但是你为此非常痛苦，说明你认同对方的观点。人越在乎什么东西，这个东西就越会伤害你。为什么不同的人面对同一件事情会有不同的反应？比如碰到下雨天，有的人会抱怨天气差，有的人会撑起伞继续前行。影响事情结果的往往不是事情本身，而是我们的观点和态度。

"最关键的是，我们对自己的认知一定要清晰，否则就会因别人的负面评价而产生自我怀疑和自我否定，觉得自己很没用，这也是容易被精神控制的特质之一。你要记住，你大脑里的那些否定的声音都不是你自己的，而是外界灌输给你的，它们可能来自你的老师、家长、朋友或社会上的一些观念。我们要更多地包容和接纳自己。当否定性的声音出现时，你可以告诉自己，我并不是什么也做不好，并尝试找出一些反例来证明这一点，比如罗列自己完成的事情。例如，我是一个刚刚进入这个领域的初学者，有不知道的事情是非常正常的。但是我很勤奋，也很努力，我会认真地去学习，我相信我会越来越棒的。"

她听得很认真，也停止了哭泣，但显然还需要时间去消化这些信息。我安慰她："不要过于担心别人的评价，重要的是自己的内心感受和成长。每个人都有自己的优点和不足，重要的是如何正确看待自己。"

简短的沟通无法真正让她成长，她还需要长期的心理咨询给她力量支撑。考虑到她的学生身份，我建议她找学校的心理老师做咨询。一般每个学校都会配备心理咨询师免费给学生提供咨询服务，这样也可以为她节省一笔费用。同时，我还建议她进行药物治疗，但她表示暂时不想用药。沉默了一段时间之后，她问我是否可以打印病历，导师要求她把病历打出来带回去给他看。我同意了。后来，我再也没有在门诊见到她，很多年过去了，她现在应该已经毕业了吧。

根据小姑娘的描述，我认为她的导师极有可能是一位自恋型人格障碍（NPD）患者。

近些年，来门诊找我咨询的研究生也不少，他们诉说自己在读研期间和导师发生的矛盾，例如导师要求多、只批评不夸奖等。研究生有很多实验要做，而做实验需要查阅大量资料，解决各种各样的问题。虽然导师通常会对学生进行指导，但是这种指导往往不能一步到位。当学生做错了一个步骤时，患自恋型人格障碍的导师就会不停地批评学生，甚至对学生进行人身攻击。

来找我咨询的还有一个在双一流大学读医学专业的研究生。他白天要在医院实习，休息的时候还要搞科研，有时晚上还得陪导师参加饭局。尽管他对导师已经很小心翼翼，甚至可以说是讨好了，但导师仍然会批评他："你说你工作工作不行，科研科研不行，你这样以后怎么办？"每次听到这样的话，男孩都会感觉脖子僵硬、身体发抖,听多了也开始怀疑自己的价值。为了毕业,他选择忍辱负重,刻意和导师保持距离,最终逐渐恢复了往日的自信。

患自恋型人格障碍的导师在与学生相处时总给人一种高高在上的感觉,使得学生在遇到问题时不敢向这样的导师寻求帮助,担心他们会因此生气。在与患自恋型人格障碍的导师相处的过程中,学生会感受到强烈的不平等。由于长时间处在充满批评的环境中,他们可能会开始怀疑自己,觉得自己特别无能,甚至陷入抑郁情绪。

不仅患自恋型人格障碍的导师会这样,在生活中我们也经常会遇到想打压控制我们的人。那么,我们应该如何区分对方对自己是不是打压控制呢?方法很简单,看对方是就事论事,还是由事情转为人身攻击。如果对方不停地挑你的毛病,却不给出对你成长有利的建议,你就要远离他。如果不能远离,你也要刻意并礼貌地和他保持距离,不要激怒对方,同时要拒绝对方不合理的要求。如果你不这样做,就很容易陷入抑郁情绪之中,甚至发展为抑郁症,变得看不到自身的意义和价值。

抑郁症患者常常陷入自责和自我怀疑的旋涡中,这是自我攻击的表现。为了帮助抑郁症患者积极面对内心自我攻击的声音，我总结了以下 6 个实用的小妙招。

1. 改写消极的自我对话。当你感到消极和自我怀疑时，试着将内心的自我对话从消极转变为积极。例如，当你感到学习任务繁重无法完成时，内心会出现这样的声音："学习任务太重了，我不可能完成。"这时你可以告诉自己："这项学习任务虽然有挑战性，但我可以尝试分步骤去完成它。"很多事情是做着做着就能看见希望的，我们都有这样的经历：上学时做几何题，一开始没什么思路，感觉题目好难。但随着不断观察，我们觉得应该画一条辅助线，然后解题的思路就出来了。停止抱怨，行动起来，你就已经超越大多数人了。这种积极的自我对话有助于提升你的自信心，增强应对困难的能力，是一种有效的心理调适技巧。

2. 将目光从过去的错误中转移，专注于未来的结果。沉浸于过去的错误会加剧自我攻击和自我厌恶。应该思考如何应对当前的问题，并寻求帮助以改善现状。例如，在遇到困难时，如果你之前总是想"为什么我会遇到这样的事？为什么不幸偏偏发生在我身上？"，那么以后请你开始思考："遇到这样的事我该怎么办？做些什么事或者向谁寻求帮助会让情况变得更好？做些什么事能让情况不至于变得更糟？"给大家举一个例子，有一天你回到家，发现自己家的窗户被人打碎了。于是你开始想是谁打碎了，是最近惹到什么人了，还是有调皮的孩子捣蛋？你苦苦思考没有结果，于是站在楼下逢人就问："你看到是谁打碎了我家的窗户吗？"这样苦苦追寻半个月，你可能也不会找到答案，请停止这样的行为。你要做的是换上一块新玻璃，把窗户修好。你还可以装上监控，防止以后有人再做这样的事情。这些方法都是在解决问题，事情已经发生了，你的精力和时间有限，你应该把大脑用在找解决方案上，而不是用在找原因上。这种思考方式有助于你摆脱消极情绪，采取积极的行动。

3. 调整期望值，将"我应该如何如何"变为"我希望如何如何"。过高的自我要求会导致自我攻击和挫败感。将期望值调整为希望和目标，有助于减轻内心的压力和焦虑。设置的目标要合理，要选择那种蹦一蹦就能够到的目标。如果目标定得太高，蹦了几次都够不到，就会使你感到疲惫，因感觉受挫而想放弃；如果定得太低，又会让你缺乏动力，不去努力。例如，将"我应该考进年级前三名"或"我应该获得奖学金，否则我就不学了，学也没有意义"变为"我希望能好好学习，提高成绩，前进5个名次"。这种调整可以减少因达不到要求而产生的自我厌恶和自我批判，有助于你追求内心真正的愿望和目标。

4. 对于引发自我攻击的事情进行归因分析。例如，当没能完成学习目标时，不要一味地责备和厌恶自己，而应该深入分析未能完成学习目标的原因。可能是因为昨晚没睡好导致困倦和思维迟缓、定的任务量过重、回复消息应付社交等，并做出适当调整。你应该先解决这些客观存在的问题，告诉自己并非因为主观上的不努力才没能完成学习目标。通过分析这些原因并做出适当调整，你可以减少自我攻击，增强自我掌控感。

5. 适当地自我肯定。通过完成每日小任务，提升对生活、对自我的掌控感。你可以记录每天做过的3件事，任何事情都可以，哪怕是小事也值得记录，比如我今天看了一页书，我今天吃完饭散步了，我今天比昨天早10分钟上床睡觉。坚持记录，你会发现自己并非无所事事，并非什么都没有做、什么都做不好，一个月做了近100件事，你会发现你有很多自己没有意识到的优点，从而变得越来越喜欢自己，越来越自信。

6. 拒绝不合理的比较。抑郁症患者往往会将自己与他人比较，陷入自责和自我攻击的旋涡。也许你小时候总是被父母拿来和别人家的孩子做比较，跟 A 比弹钢琴水平，跟 B 比画画水平，跟 C 比学习成绩，导致你感觉做什么都不如别人。每个人都有自己的优势，重要的是找到自己的优势，把它发扬光大，而不是费尽力气把劣势补齐到平均水平。另外，也不要与其他抑郁症患者比较，看到别人有了进步就开始自责，每个人的状况和康复进度都不同，不合理的比较只会加剧你内心的痛苦。专注于自己的康复过程和进步，不与他人比较，才能更好地应对抑郁症的影响。

自我攻击是抑郁的开始，无论别人怎样评价你，你都要无条件地爱自己。不要在意别人的看法，你只需关注自己的内心世界。无论你变成什么样，总会有人喜欢你，也总会有人讨厌你，你可以选择成为任何人，唯独不能成为一个讨厌自己的人。我们有时候会被外界的声音所困扰，感到自卑和不安。但是，请记住，你是独一无二的，你有自己的价值和光芒。

当我们学会无条件地爱自己时，我们的内心就会充满力量，这种力量能够帮助我们抵御抑郁的侵袭。爱自己不只是包容自己的过错，还是欣赏自己的优点。别人觉得你不好，就让他们去说。嘴巴长在别人身上，你无法控制他们的言论。但是，耳朵长在我们自己身上，我们可以选择不听，可以选择不让这些负面言论影响自己。你的价值不是由别人来评判的，而是由你自己来定义的。只有学会爱自己，你才能真正地接纳自己，从而获得内心的平和与快乐。

在这个快节奏的社会，我们常常为了追求完美而苛责自己，然而，完美是不存在的，我们需要学会接受自己的不完美。停止自我攻击，屏蔽别人对你的看法，你只需按照你的心去走完人生的旅程，做好自己。

然而，很多人不知道自己想要什么。你真的知道什么是你真心向往的吗？你跟你的心沟通过吗？听到过它的声音吗？如果从来没有，我希望你尝试一次，在忙碌生活的间隙里、在夜深人静的时候、在跌入谷底处于情绪困境时……

生活千姿百态，却不尽相同，有人喜欢冒险，有人安于现状，无论选择哪一种生活，只要是自己真心向往的，那就是最好的。

这个世界上只有一种成功——用自己喜欢的方式过一生，这是一件非常酷的事情！

自恋型人格障碍

自恋型人格障碍（Narcissistic Personality Disorder，NPD），这是一种复杂的人格障碍类型。其特点包括以自我为中心、自我夸大、不良的人际关系、依赖他人的赞扬和具有攻击性等。下面详细解释一下。

第一，以自我为中心。自恋型人格障碍个体往往过度关注自身的需求和观点，而在理解和关心他人需求方面存在明显不足。他们寻求外界的赞美和肯定，但在为他人提供支持和鼓励方面显得较为吝啬。

第二，自我夸大。自恋型人格障碍个体常常过分强调自身的能力和成就，对他人取得的成就和做出的贡献却视而不见。他们期望得到他人的崇拜和羡慕，但难以接受他人的批评或意见。

第三，不良的人际关系。由于自恋型人格障碍个体常常过度关注自身的需求和观点，因此他们在建立和维持良好的人际关系方面可能面临挑战。他们会在无意识中伤害他人的感情，且难以意识到自身的错误。

第四，依赖他人的赞扬。自恋型人格障碍个体需要不断从外界获取赞美和肯定，否则可能会感到沮丧或不安。他们经常要求他人给予自己赞扬和肯定，但无法对等地为他人提供支持和鼓励，经常贬低他人。

第五，具有攻击性。自恋型人格障碍个体可能因小事而大发雷霆，继而对他人进行攻击或诋毁。他们可能经常表现出嫉妒心和占有欲。

担任领导职位的人更容易出现自恋型人格障碍，或者说自恋型人格障碍个体更容易成为领导者。导师一般都是在业界有所成就、自我评价比较高的人，他们很容易认为刚进入科研领域的学生"太笨了""比我当年差远了"。

02 抑郁的
一家三口

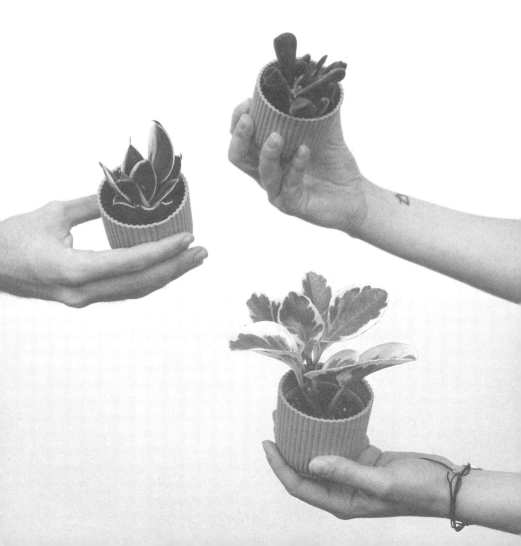

今天我有下午的门诊。像往常一样，我上午在病房处理完工作，中午在食堂简单地吃了午饭后，便来到诊室准备开诊。诊室的门口已经坐着一对中年夫妇和一个青年，看起来应该是等了很长时间。

"您是秦医生吧？"

我思索了片刻，但没有想起这3个人是谁。

"你是？"

"我是您的粉丝，带孩子从外地过来找您看病。"男人的语气很诚恳："我在网上刷到了您的视频，觉得您特别可靠。"

"你们是几号？"

"1号。"

"快请进。"看了我的科普视频后来找我看病的患者确实不少，还有很多患者从外地过来。我真的特别感谢他们的信任。

我换好白大褂，打开了电脑。

"孩子遇到什么问题了？"我说。

"这是孩子的就诊病历。"男人从包里拿出一沓病历。我仔细看了看，病历显示孩子两年前在北京大学第六医院就诊过，确诊为抑郁发作，并用药进行了治疗，后来又在济南市精神卫生中心被诊断为双相情感障碍。然后，男人又拿出了一张皱巴巴的纸，上面记录着孩子从发病到现在的所有服药经历。

"孩子现在有什么症状？你们的诉求是什么？"

依然是男人把话题接了过去："孩子目前仍然情绪不稳定，尤其在跟家人相处的时候，经常会发脾气，摔东西。"

我敲击键盘记录着病历："请继续说。"

"我们这次来是希望您能帮忙调整用药，并且想在您这里做心理咨询。"我仔细观察着这个男人，发现他面部棱角分明，表情严峻，板寸头让他显得很干练，说话声音浑厚，因此我推断他在工作单位的职位不低。

我转头看向孩子："你也说说自己的情况吧。"

"我就是感觉记忆力越来越差了，总是忘事。有时候我控制不住情绪，还老想买东西。"

"买什么东西？"花钱大手大脚是双相情感障碍患者的常见表现之一，患者会进行与自己经济能力不符的高消费，并且很频繁。

"买一些文玩核桃。"

"买这些东西花了多少钱？"

"有几千元的，也有上万元的。为了这个事情，我跟家里闹了好几次矛盾。"

这个时候，男人插了一句话："我们不是不给他买，而是刚刚花了1万元买了一个核桃，他又看上了一个2万元的核桃。我们就是普通工薪家庭，确实很难负担得起。"

"你曾经有过兴奋话多、情绪高涨的时候吗？"对于来门诊咨询的抑郁症患者和既往被诊断为双相情感障碍的患者，我往往要再确认一遍他们有没有躁狂发作的病史，这涉及给患者的诊断和后续治疗的方向。

给孩子开好药之后，我问男人："你要给孩子做心理咨询吧？"

"是的。"

"心理咨询是需要单独预约时间的，你们可以两天之后再过来。"

"好的。"男人说，然后又掏出了一张就诊卡，"我也想请您看一看孩子妈妈的情况。"男人表示，自从孩子生病以后，孩子妈妈发现自己的情绪也出现了问题。她总是感到紧张，担心孩子的病，整天胡思乱想，经常一个人躲起来偷偷哭。她还感到头晕，身上出汗，后背也疼得厉害，有时候按摩一下会有所缓解，但是没过多久又开始疼。一开始，孩子妈妈以为自己到了更年期，这些都是更年期的症状，于是去医院检查，也吃了很多药，但一直没有好转。后来在陪孩子看病的过程中，孩子妈妈对于心理疾病方面的知识也有了更多了解，这次想一起过来看一看。

"她确实有比较明显的焦虑和抑郁情绪，而且从严重程度和病程上也都符合。"我说。

对于这个结果，男人并不意外，他问："那接下来该怎么办呢？"

"考虑药物治疗吗？"

"她现在还不想吃药。"

我建议孩子妈妈可以在下一次孩子做心理咨询的时候，与孩子爸爸一起过来，也就是让他们进行家庭治疗。

"不用了，医生，您给孩子做心理咨询就行，我自己调整调整。"女人说。

"孩子的问题往往反映出来的是整个家庭的问题。如果说家庭是一台机器，那么孩子就像一个报警器。当报警器闪烁时，我们不能只修理报警器，忽视机器本身的问题。"

夫妻俩对视了一眼，似乎也认识到了问题所在："我们听您的。"

其实这对父母的困惑也是大多数家长的困惑：孩子生病了，为什么家长也要做心理咨询？在临床中，经常会出现这样的情况。家长带着孩子来看病，孩子和医生或咨询师沟通得非常好，对治疗也有信心，约定好了下次就诊的日期。但是下次就诊时只有家长来到了门诊，孩子抗拒治疗。在深入了解之后，医生或咨询师发现，回到家庭生活中，家长还是用原来的方式和孩子相处，孩子自身的改变并没有用。为了对抗父母，孩子选择拒绝治疗，开始自暴自弃。医生或咨询师在这边"救火"，家长却在另一边"浇油"，这个"火"是肯定灭不掉的。

"给你们留一个思考题吧：反思一下自己的家庭中可能存在的问题。"

再次见到他们是在两天后的心理治疗室，这次我提前来了 15 分钟，但他们还是早早在门口等着了。

"还记得上次留给你们的问题吗？"

"秦医生，我觉得您说得非常对，这个问题确实出在我和他妈妈身上，我们平时对孩子的关心太少。昨天我们全家一起讨论了这个问题，现在孩子的健康是最重要的，我们会全身心陪伴孩子。"听着男人像在会议上发言似的汇报，我问："您在公司里是领导吗？""是的。"他说。

"他平时在家里也是这样说话吗？"我看向孩子的妈妈。

女人说，男人在 5 年前开始担任公司的部门领导，他在工作上是一个非常严格的人，对自身和他人的要求都非常高，对待工作一丝不苟。在外人看来，他是一个非常优秀的人，做事面面俱到，为人也得到了大家的认可。但因为追求完美，所以在工作上他的压力很大，回到家中，他要么不说话，要么发脾气，有时候甚至会因为一点儿小事就大发雷霆，家里人都要看他的脸色。有

我好像抑郁了

一次，男人在家里办公，正在用电脑打字时，自己切好了西瓜并端了过来。或许是眼前的工作太棘手，也或许是不想被打扰，男人喊道："我自己不会吃吗？你放在那儿就行了。端过来干什么！"女人感到莫名其妙，一肚子委屈，但也无人诉说。这样的事情数不胜数。说到这里时，女人偷偷地擦了擦眼泪。

"你们觉得家庭的氛围怎么样？"

"感觉很压抑，有点儿让人喘不过气来。"孩子首先说。

虽然只和他们见了第二面，但我也从他们的言行中，感到了这个家庭的压抑。如果一个人在家里都不能放松自由地表达，那么他的情绪早晚会出现问题。

"你怎么看？"我看向男人，同时用眼神提醒他桌子上有纸巾盒，并看向哭泣的女人，他好似猛然惊醒，抽出了一张纸巾递给女人。

"他们说的我认可，我也意识到了这个问题。我以后会控制好情绪，在遇到事情时好好与他们沟通。"男人说起话来依然一板一眼，非常理性，缺乏对自己情绪的理解和接受。他一直在压抑自己的情绪，这样做尽管可以暂时克制情绪，但是人的忍耐都是有限度的，因此当他忍不住的时候情绪就会爆发，这对于家庭的功能是极具破坏性的。

"其实我也意识到了这个问题，我感觉自己也有抑郁症的症状。我在网上做过测试，结果显示我是重度抑郁，我一直没敢告诉他们。"

虽然男人的情绪问题是这个家庭所有问题的源头，但是看病的却是妻子和孩子，这种现象在很多家庭中都存在。来看心理门诊的那个人往往不是病得最重的人，在他的家庭中还有隐形的患者。男人的负面情绪可以向外发泄，这在一定程度上缓解了他的负面情绪，维持着相对稳定的情绪。但是，在家庭中比较弱势的一方就遭殃了，由于长期受到负面情绪的攻击，孩子和孩子妈妈开始出现情绪问题。

要解决这个家庭的问题必须从男人身上下手。经过深入的对话，我了解到男人之所以会这样，和他的经历有很大的关系。从他小时候开始，他的父亲对他的期望就很高，对他的要求也很严格，他很少得到鼓励。他的内心特别渴望得到父亲的认可，长大后他努力学习考上大学、研究生，努力工作升到现在的职位，却仍然对自己不满意，总觉得有声音在对他提要求。男人说："感觉我一路走来，一直有人在往我背的筐里扔石块，现在石块的重量已经压得我走不动路了。看来问题确实出在我身上。"女人轻轻地拍了拍男人，她知道丈夫的不容易，男人也转头看向妻子，点了点头。

"刚刚您妻子提到的吃西瓜的场景，如果再出现一次，您会怎么做呢？"男人思考了一会儿，看着女人说："你放在茶几上吧，一会儿我忙完了就去吃。谢谢你！"女人的嘴角开始颤动，眼中流下了两行眼泪，并抓住了丈夫的手……

从心理学的角度来看，症状的出现和患者身处的关系是密切相关的。当我们深入研究关系的形成时，会发现它其实是由我们的沟通模式塑造的。沟通模式，简单来说，就是我们和他人之间的互动方式。它涵盖了如何理解他人、如何表达自己的情感和需求，以及如何处理各种冲突和矛盾。

沟通模式在我们成长的过程中逐渐形成，在形成后，很难轻易被改变。维吉尼亚·萨提亚[1]（Virginia Satir）在她的研究中，

---

[1] 美国心理治疗师及家庭治疗师，被视为家庭治疗的先驱。她将沟通模式分成5种：讨好型、指责型、超理智型、打岔型、一致型。——编者注

就深入探讨了 5 种沟通模式，并总结出一致型的沟通模式是最有效的。

一致型的沟通模式是我们在人际交往中追求的目标，它强调真实性与一致性，即内外如一。在这种模式下，我们会坦然承认自己的情感，明确表达自己的想法，同时也会充分考虑他人的感受和心境。这种沟通模式能够帮助我们更好地理解自己和他人，建立更加和谐的人际关系。

一致型的沟通模式要求我们在语言表达和内在需求上保持一致。举个例子，有些人在婚姻出现问题时，可能会说"我要离婚"，但实际上他们在内心深处还是希望得到伴侣的关爱和关注的。同样地，当一个人嘴上说"我不在乎"时，他的内心可能充满了期待。当对方无法识别他的内心需求，只理解为表面意思时，结果便可想而知。人与人之间的认知和思维方式不同，即使是最亲近的两个人也不一定能够完全了解彼此的想法。因此，我们需要意识到，真正的沟通需要想法与行为的统一，这样才能更好地帮助我们理解彼此的需求和期望。

一致型的沟通模式还要求我们避免使用破坏性方式来表达自

己的情感和需求。愤怒、指责和冷嘲热讽只会破坏关系，使问题进一步陷入僵局。相反，我们应该使用积极的沟通方式，例如清晰地陈述自己的需求和感受，倾听他人的反馈，尊重对方的观点等。举个例子，在心理治疗室里常常能见到这样的情况，妻子抱怨丈夫不做家务，说丈夫回家就往沙发上一躺，只会玩手机，什么都不干。丈夫听到这里立马反驳："我没拖地吗？我没刷碗吗？家里的热水器坏了是不是我修的？"妻子不甘示弱："你多长时间拖一次地？拖地的次数一只手都能数过来。"其实妻子想表达的是自己做家务很累，希望丈夫可以分担一些家务。这个时候妻子可以这样去沟通："老公，我今天有点儿累。你可不可以拖下地？"表达自己的情感，并提出具体需求的沟通方式比较容易被对方接受。积极的沟通方式能够强化亲密关系，减少误解和冲突。

在一致型的沟通模式中，我们还应该注重完整性这一概念。它包含自我感受、他人感受和现实境况三大要素。只有将这三者完美结合，才能形成有效的沟通。这意味着我们不仅需要关注自己的情感和需求，还需要关注他人的情感和需求，并考虑到现实环境和情境的影响。通过这样的沟通，我们可以更好地理解彼此，建立更加和谐的人际关系。

我们需要明确沟通的目的不是斗争或竞争，而是建立更好的亲密关系。即使在与对方交流时，对方没有采纳我们的意见或批评了我们，只要我们通过这次交流了解了彼此的真实想法，我们的关系就会变得更加紧密和谐。有效的沟通能增进彼此的理解和亲密度。

通过深入认识自己的沟通模式，我们可以更好地了解自己和他人的情感状态。这样，我们就可以有针对性地改善人际关系，从而减少症状的出现。想象一下，如果我们在家庭、婚姻和工作中都能够采取更加和谐的沟通模式，既照顾自己的情绪，也体察对方的感受，我们就可以避免伤害对方的情感，并改善关系，在出现矛盾时，可以更好地解决矛盾而不是激化矛盾。

改善沟通模式不仅是为了减少症状的出现，还是为了改善我们自身的状态。当你学会用更加开放、包容和理解的态度与他人沟通时，你会发现，你的沟通模式变了，你的世界也变了，而这一切的起点，就是我们对自己的沟通模式的深刻了解和认识。

一切症状都来自关系，而关系的背后是沟通模式。

家庭治疗

家庭治疗是一种以家庭为单位的治疗方式，通过改善家庭成员之间的沟通和互动模式，解决家庭中存在的问题，改善家庭成员的心理健康。它不仅关注个体成员的心理问题，还从家庭整体的角度出发，寻找问题根源，为家庭带来长久的和谐与幸福。

家庭治疗有以下几种好处。

首先，家庭治疗能显著提高家庭成员整体的心理健康水平。在家庭治疗中，家庭成员将学习如何更好地理解自己的情感和需求，如何更有效地与家人沟通。当家庭成员掌握了这些技巧，他们就能有效地缓解家庭冲突，增强家庭的凝聚力和稳定性。这种稳定和谐的家庭环境将进一步促进每个家庭成员的心理健康水平的提升。而且相较于单个成员的心理咨询，其他家庭成员拖后腿的情况大大减少，咨询的效率更高，效果更好。

其次，家庭治疗也能促进家庭成员之间的了解。在家庭治疗的过程中，每个家庭成员都有机会表达自己的想法和感受，其他人在聆听的时候，能够发现对方的委屈和需求，从而看到自身的不足。正因为接受了对方的想法，并尝试站在对方的角度上考虑问题，所以才能理解对方并自我反思，从而做出改变。

再次，家庭治疗是解决家庭问题的有效途径。无论是夫妻矛盾、亲子关系紧张还是亲戚关系不和，家庭治疗都有办法帮助家庭成员识别并解决这些问题。我们在电影中经常看到一家之主会给全家开会，大家你一言、我一语，表达自己的看法，最后由一家之主做出决策，解决矛盾和问题。现在开家庭会议的家庭越来越少了，家里的矛盾日积月累，在遇到问题时，家庭成员往往只会陷入不断的争吵与和解的循环。其实，家庭是社会最小的组成单位，这样的内部会议很有必要存在，家庭治疗就充当了这样的角色，它有助于解决家庭内部矛盾，促进家庭成员达成共识。

最后，家庭治疗还能增强家庭的支持系统。通过家庭治疗，家庭成员们将学会如何更好地互助，如何在困难时期为彼此提供情感支持。这样的支持系统能提高家庭的应对能力，使家庭在面对困难时更有力量，更加坚韧。

　　总体来说，家庭治疗是一种非常有益的方式，它能帮助家庭成员更好地理解自己和他人，改善家庭关系，提高心理健康水平，提升幸福感，增强家庭的稳定性。

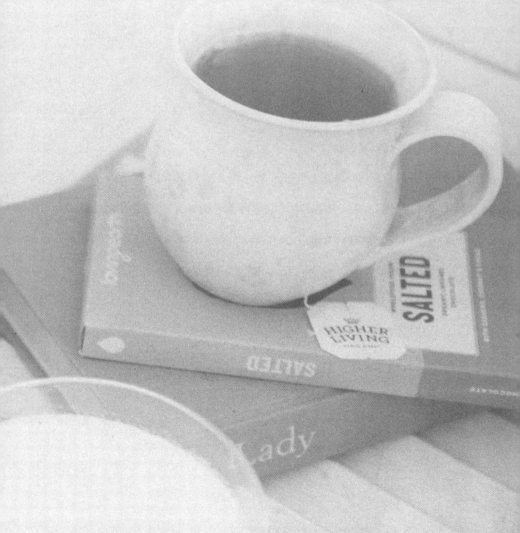

03 先学会爱自己，再去爱别人

▼

　　"医生，我可以进来了吗？"伴随着话音，诊室门口传来一阵急促的敲门声。

　　"请进。"我说。见人没有进来，我又提高了音量："请进！"

　　进来的是一位中年女性，她穿着黑色的外套，背着大大的帆布包，包看起来有些年头了，底部有些磨损的痕迹，整个人给我一种很朴素的感觉。她走到我的办公桌前站着。

　　"请坐。你遇到什么问题了？"我说。

　　她没有动，说道："我跟你说一下我的情况，我最近睡眠不太好，连着两天没怎么睡觉了，躺下后我的脑子里就像放电影一样，不停地出现各种事。我之前在医院开过药，一开始吃了管用，但现在吃了药也睡不着。我离婚了，自己带孩子，我还开公司，可能最近压力比较大吧。我看过神经内科的医生了，他们建议我来你这边。我也感觉自己的情绪有点儿问题，经常冲孩子发脾气，孩子现在跟我都不怎么说话了。我上网查了，网上说我这种情况应该属于抑郁症。"

"确实有些焦虑和抑郁情绪。你看起来有些疲惫，坐下说吧。"我用手指了指椅子，比了一个"请坐"的手势。

"我就站着说吧。"她坚持，见我有些疑惑，补充道："我现在有点儿坐立不安，坐不住板凳，特别烦躁，刚才在门口等着，我就已经烦得不行了。"

"没关系，你随意。"我点头表示理解。

"判断是不是抑郁症需要做什么检查吗？我想查查。"她说道。

"需要做心理测评，还要查一下甲状腺功能……"还没等我说完，她插话道："那需要多长时间？我一会儿还有事。"

"做心理测评的话大概十来分钟，你今天可以先做一个心理测评，评估一下当前的情绪和精神状态。"

10分钟之后她回来了。我看了一眼心理测评的结果——重度抑郁，重度焦虑，躯体化、偏执、强迫和敌对维度的得分都比较高。

我好像抑郁了

"医生，我这是得抑郁症了吗？"

"你目前焦虑和抑郁情绪都很明显，我还需要结合其他检查一起评估。这种情况持续多久了？"

"七八年了吧，从我离婚开始就有点儿症状了。"

"你有什么不好的想法吗？"由于抑郁评分较高，我担心她有轻生的念头。

"之前想过，但最近还好，这种想法少了。"

"这种情况我建议你住院治疗。"鉴于她的情况，我担心门诊治疗可能会有风险，而且她存在扩大性自杀①的可能，严重的话甚至会伤害到孩子。

她表示自己无法住院治疗，公司需要她打理，最近有员工受伤了，还有一大堆事情等着她处理。而且孩子最近厌学情绪严重，她还得去学校与老师沟通协调。

"医生，你给我开点儿药吧。"

---

① 扩大性自杀又称怜悯性杀亲。患者在严重情绪低落的状态下，感到困难重重，前途无望，有强烈的自杀企图，决意以自杀摆脱痛苦。并且，患者认为自己的亲人活着也"痛苦"，为了免除亲人的痛苦和不幸的遭遇，常将自己的配偶或儿女杀死后自杀。它是抑郁症患者杀人的原因之一。

我给她开了一种抗抑郁药物、一种抗焦虑药物，还有一种助眠药物。交代了用法后，我对她说："先吃两周，然后过来复诊。"

"好。"她拿了处方准备离开，走到门口似乎又想起了什么。

"除了吃药我还能怎么调整呢？"她问。

"人的承受能力都是有限的，如果超过了这个限度是会出问题的。你给自己减减压吧，如果有需要，也可以预约我的心理治疗。"

她说了声"谢谢"就匆匆离开了。

两周后，她准时来复诊了。这次她看着比上次精神了许多。

"你好医生，我来复诊。我两周前找你看过。"估计她以为我忘了。

"我记得，要不要坐下说？"

"你记性真好。"她不好意思地笑了笑，坐了下来。

"最近感觉怎么样？"我问。

"感觉好多了，睡得挺好的，心情也不那么压抑了，就是有时候还感觉烦躁，你看我的药还需要继续吃吗？"

"当然，还需要继续吃一段时间。"我说。

"你上次说的心理治疗，我想今天试试，可以吗？"

我好像抑郁了

"心理治疗需要单独预约，我的出诊时间是每周二和每周四下午。"

再次见到她是在两天后下午的心理咨询门诊。

"从哪里说起呢？"

"就从你发现自己情绪出了问题的时候开始吧。"

"大概是六七年前，或者更早，我还是从头开始说吧。刚结婚时，我和丈夫一起租了一间小房子，房子面积很小，连个像样的厨房都没有，只能在空桌上用小电器做饭。我记得第一次做饭时，因为没经验，而且不太好操作，所以做出来的饭菜很难吃。丈夫下班回来时已经很晚了，他回来只吃了一口饭，就嫌恶地说道：'今天的饭菜怎么这么难吃？'我心里委屈却不敢说话，只能低着头默默地把做好的饭菜收拾了。"

说到这里，她有些哽咽："后来，我怀孕了，他就是那时候出轨的。那段时间他每天很晚才回家，一开始我还以为他工作忙，后来有一天他睡觉的时候，他的手机提示有人给他发消息。我当时就觉得不太对劲，于是经过一番激烈的思想斗争，解锁了他的手机，他的手机密码还是我的生日。我发现他出轨了。第二天我就跟他摊牌了，他一个劲儿地和我道歉，保证以后不会再犯了，一定会对我好。我相信了他，但是没想到他只是在欺骗我。我们吵了很多次架，虽然每次吵架时我都说要离婚，但最后都因孩子而妥协。有一次吵架，他把孩子关在门外，动手打了我。我抱着孩子回了娘家，我妈劝我不要离婚，说孩子还小，离婚对孩子不好，而且她觉得我一个人带不好孩子，再婚也不一定生活得比现在好，总之她说了很多。我被她说服了，就没再提离婚的事情。可我一直很痛苦，在这段婚姻里，除了隐忍和付出，我还能做什么呢？"

"能谈谈你的原生家庭吗？"

"你是说我和父母的关系吗？"

"是的，还包括你父母之间的关系。"

"在我的印象中，我妈妈是一个很传统的女人。她没有主见，总是认为丈夫做什么都是对的，自己就应该无条件地顺从。我爸爸喜欢喝酒，有时候喝多了还会打我和妈妈。我从小就被妈妈灌输要听话、要懂事的观念，她还教导我结婚后要做一个好妻子，在家里操持家务，在外面给丈夫面子。在她的观念里，女人就应该这样生活，而我也受到了这种观念的影响。因此，当丈夫出轨甚至家暴我时，我没有勇敢地走出离婚那一步，而是选择了隐忍。就这样，在那之后，我的婚姻又维持了三四年。等孩子大一些，我就自己出来开公司了，再后来孩子长大了我们就离婚了。我努力工作，就是想给孩子最好的生活。"

她的原生家庭和我预想的差不多，原生家庭的悲剧往往会在自己的家庭中重复上演。

"你再婚了吗？"我问。

"没有，为了孩子，我没有再婚，也没找对象，一直忙于工作。"

听到这里，我不禁想，她的感情寄托在何处呢？她的压力有没有宣泄的出口呢？

"现在离婚这件事还令你痛苦吗？"我问。

"这件事已经过去了，现在主要是孩子的问题让我发愁，她进入青春期，开始叛逆了，不跟我说话，总是把自己关在房间里，也不想上学。我为她付出了那么多，花了很多钱让她上私立学校，尽我所能给她最好的……"在说到孩子的事情时，她委屈地放声大哭。

我递上纸巾并安慰她，过了一会儿，她的情绪平复了一些。

我问："是孩子要求上私立学校的吗？"

她迟疑了一下："不是，她想去 ×× 中学，那里有她以前的同学。"

后来，随着沟通的深入，我了解到，她的孩子在这所私立学校里一个朋友都没有，而且学校的管理非常严格，竞争也非常激烈。孩子的基础比较薄弱，学习有些跟不上，开学没多久，孩子就三天两头请假，最后干脆不去上学了。为了孩子上学的事情，母女俩闹了不少矛盾。矛盾彻底爆发是有一天晚上，在吃晚饭期间，母女俩全程无交流，女儿吃完饭就要回自己的房间。想到女儿天天不上学，只会躲在房间里，她的情绪终于爆发了："你知道我在外面多么不容易吗？你不好好学习对得起我吗？"她认为自己所做的一切都是为了孩子，经常在无意中给孩子传递自己牺牲了很多，甚至将自己婚姻不幸乃至人生不幸的原因也归结于为了孩子。过去她被家暴时，孩子过来抱住她，她却跟孩子说"要不是因为你，我早跟你爸爸离婚了"。女儿想反驳却找不到理由，最后只能选择逃离，因此形成了拒绝沟通的局面。

"在这个过程中，你觉得你的女儿会有什么样的感受？"

"委屈吧。"

"能具体描述一下吗？"

通过我的引导，她说了一番话，大致是："从老公出轨、家暴以来，我一直沉浸在痛苦中，从始至终都忽略了孩子的感受，我从来没有问过孩子想要的是什么。私立学校不是她想去的，是我逼着她去的，孩子在学校里孤独无助，而我只会给她压力。以前在我难过的时候，孩子都会安慰我，我却说出了那么伤害孩子的话，我真对不起她。"

"回到家看到女儿，你会做什么呢？"我问。

她思考了一会儿说："我想跟她郑重地道个歉，好好抱一抱她。"

后来，她又来过几次心理咨询门诊，表示和孩子的关系缓和了不少。在她的耐心陪伴下，孩子最终也回到学校正常上学了。

很多厌学的孩子在面对学业和家长的双重压力时，要么自暴自弃，要么反抗。有些厌学的孩子在面对父母的指责时会说："你们为什么要把我生下来？""你们考虑过我的感受吗？"父母一定要明白，孩子是一个独立的个体，而非父母生命的延续。孩子在青春期后，独立自主意识开始萌发，这个时候父母要开始逐渐退出孩子的生活，而很多父母并没有意识到这一点，依然觉得孩子应该像小时候一样听自己的话。一个身体里只能有一个灵魂，如果自己的灵魂被挤出去，就会成为行尸走肉，会抑郁。著名诗人纪伯伦（Gibran）有这样一首诗："你的儿女，其实不是你的儿女，他们是生命对自身的渴望而诞生的孩子，他们借助你来到这个世界，却非因你而来，他们就在你身旁，却并不属于你。"

父母还要明白，没有人能一直承受这种"自我牺牲式付出"所带来的压力，过度的自我牺牲式付出可能让对方负担过重。对于付出者而言，他们可能会忽视自己的需求，长时间压抑自己的情感，导致内心疲惫和焦虑的累积，并最终爆发。而对接受者来说，他们可能会产生愧疚感，觉得自己无法回报对方的付出，进而背上沉重的心理负担，还会感觉自己很弱小，并产生愤怒情绪。这会影响双方的关系。在关爱他人的过程中，我们既要关注对方的需求，也要照顾好自己的内心，这也是我们爱人的前提。一个人长期反复受到伤害都是他自己允许的，上文中的女人可以忍受丈夫的伤害那么久，就是因为女人不够爱自己，所以才允许这样的事情发生。<mark>爱会流向不缺爱的人，爱自己的人才能收获更多的爱</mark>。

我在心理咨询中经常会见到这样一种情况，被家暴的女人好不容易脱离了丈夫的魔爪，进入了一段新的婚姻，却依然遭到了家暴，这是为什么呢？在心理学上有一个"相似性原则"：你的爱人，有你父母的影子，或者说我们在潜意识里是以父母为模板来寻找伴侣的。看到这里肯定有人会立马反驳："我最讨厌我的父亲了，我绝对不会找他那样的人。"但是她们往往兜兜转转还是选择了像父亲一样的男人。事物具有两面性，人也是，一个缺点背后往往有一个优点。当你不熟悉一个人的时候，你看到的往往是他的优点，你会被对方身上的优点所吸引，而忽视了他的缺点。优点让你选择他，但熟悉之后你才发现，他竟然有自己最讨厌的缺点。比如一个女孩讨厌她花心的父亲，发誓找一个老实本分的男友，却发现这样的男人对自己没有吸引力，即使勉强在一起，自己对他也满是排斥。有时候，现实就是这样奇怪，你越想逃离的，反而越会一直纠缠你。

在心理咨询中，我有时会碰到一些女孩，她们在成长过程中遭受过父亲的暴力虐待。这样的经历让她们的心理变得敏感和脆弱。但她们在寻找爱情的过程中，却容易对有暴力倾向的男子产生迷恋。这种迷恋并非源于她们对暴力的喜好，而是她们总抱着一丝幻想，认为自己的爱可以改变对方。她们的内心深处有一个愿望，那就是希望通过自己的努力，修正不幸的童年。

这种情感上的执着，让这些女孩陷入了困境。她们在忍受痛苦的同时，也在不断地重复体验着自己童年的不幸。这种双重痛苦让她们无法自拔。

幸好，这些女孩中的一部分人最终会意识到，她们的努力并不能改变对方的本性。这时，她们可能会选择离开，开始自己的新生活。而在这个过程中，她们需要学会重新认识自己和他人，寻找真正能给予她们关爱和安全感的人。

在渴望用爱去改变对方时，不要忘记爱自己才是最重要的。只有学会爱自己，你才能真正找到属于自己的幸福。

心理学家武志红说："因为对父母不满，所以会对与父母完全不同的异性一见钟情。这样的一见钟情，其实常常只是一个表面现象。意识上，我们好像是被这些异性与自己父母完全不同的地方吸引了；潜意识上，我们还是被这些异性与自己父母相同的地方深深地打动了。"

但是，打破这一僵局对很多人来说是非常困难的，在我们的生活中，亲密关系占据了至关重要的地位，它包括但不限于亲情、友情和爱情。每个人在处理这些关系时，内心都会有一个亲密关系模板，这个模板是我们基于过往的经验和认知所构建的，它影响着我们在亲密关系中的行为和态度。

亲密关系模板并非一成不变，它会随着我们的成长和经历不断改变。例如，在我们还是孩子的时候，父母就是我们亲密关系的模板，他们教会我们如何爱与被爱，如何尊重和理解他人。随着我们逐渐长大，开始接触到更多的人，我们的亲密关系模板也会发生改变，我们可能会从朋友、恋人或其他亲人身上学到新的亲密关系模板。

每个人的亲密关系模板都是独特的，这取决于我们的个性、成长环境和经历。如果一个人在成长过程中经常感受到家庭的温暖和关爱，他的亲密关系模板可能是积极乐观的，他更加懂得如何关心和爱护他人。而如果是经历过亲密关系创伤的人，那么他的亲密关系模板可能会更加消极悲观，他会对亲密关系产生恐惧或抵触。

亲密关系模板还会受到我们自身局限性的影响，有时候，我们需要跳出自己的亲密关系模板，以更加开放的心态去接纳和理解他人。这意味着我们要学会放下过去的偏见，尊重每一个人的独特性，并在与他人互动的过程中，不断调整和优化亲密关系模板。

调整和优化亲密关系模板是一个持续的过程，我们会遇到各种各样的人和事，这些人和事都会对我们的亲密关系模板产生影响，勇气和一个好的爱人是掌握新的亲密关系模板的工具。

最后，我想分享一首查理·卓别林（Charlie Chaplin）在70岁生日当天所作的诗歌《当我真正开始爱自己》。

当我真正开始爱自己，

我才认识到，所有的痛苦和情感的折磨，

都只是提醒我：活着，不要违背自己的本心。

今天我明白了，这叫作"真实"。

当我真正开始爱自己，

我好像抑郁了

我才懂得，把自己的愿望强加于人，

是多么的无礼。就算我知道，时机并不成熟，

那人也还没有做好准备，

就算那个人就是我自己。

今天我明白了，这叫作"尊重"。

当我开始真正爱自己，

我不再渴求不同的人生，

我知道任何发生在我身边的事情，

都是对我成长的邀请。

如今，我称之为"成熟"。

当我开始真正爱自己，

我才明白，我其实一直都在正确的时间、

正确的地方，发生的一切都恰如其分。

由此我得以平静。

今天我明白了，这叫作"自信"。

当我真正开始爱自己，

我不再牺牲自己的自由时间，

不再去勾画什么宏伟的明天。

今天我只做有趣和快乐的事，

做自己热爱、让心欢喜的事，

用我的方式，以我的韵律。

今天我明白了，这叫作"单纯"。

当我开始真正爱自己，

我开始远离一切不健康的东西。

不论是饮食和人物，还是事情和环境，

我远离一切让我远离本真的东西。

从前我把这叫作"追求健康的自私自利"，

但今天我明白了，这是"自爱"。

当我开始真正爱自己，

我不再总想着要永远正确，不犯错误，

我今天明白了，这叫作"谦逊"。

当我开始真正爱自己，

我不再继续沉溺于过去，

也不再为明天而忧虑，

我好像抑郁了

现在我只活在一切正在发生的当下，

今天，我活在此时此地，

如此日复一日。这就叫"完美"。

当我开始真正爱自己，

我明白，我的思虑让我变得贫乏和病态，

但当我唤起了心灵的力量，

理智就变成了一个重要的伙伴，

这种组合我称之为"心的智慧"。

我们无须再害怕自己和他人的分歧、

矛盾和问题，因为即使星星有时也会碰在一起，

形成新的世界，今天我明白，这就是"生命"。

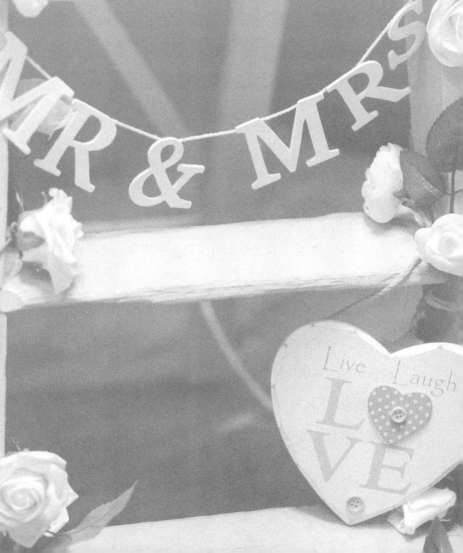

04 幸福婚姻三要素

今天来到门诊的是一对老夫妻，他们一前一后走进了诊室。患者是一位老妇人，她的穿着很有气质，浅色长裙配外套，还戴着一顶精致的帽子。她的丈夫则穿了一件普通的黑色连帽羽绒服。

"请坐，"我说，"遇到什么问题了？"

"你好，医生。我上午去看了乳腺科医生，他们建议我来心理科看看。"

我看了一下患者的就诊记录。因为乳房疼痛而去乳腺科就诊，但是超声等相关检查没有发现明显的包块、结节。乳腺科医生给的诊断是"不明原因乳房疼痛"。其实，人们感到疼痛并不只有生理性原因，还有心理性原因。可以说大部分疾病都是身心疾病，因此经常会出现兄弟科室建议患者来心理科就诊的情况，以神经内科、心脏内科、消化内科和疼痛科最为多见。

"除了乳房疼痛，你还有其他部位不舒服吗？"

"我的下体也疼。我去妇科看过了，医生说没什么事。我还失眠，常年睡不好觉。"

"这种情况有几年了？"

"哎呀，这说来话长，大概有 30 多年了。"

30 多年？我在门诊遇到的患者一般都是失眠几天就会来就诊，睡不好觉对人的精神和情绪的影响是非常大的。虽然有一些老年人来就诊时已有七八年甚至十来年睡不好觉，但失眠 30 多年才来就诊的情况还是非常少见的。

"失眠有什么原因吗？"

"从结婚我就开始失眠，我老公因为职业的关系，不能经常回家，我们当时住在筒子楼里，治安不太好，晚上经常有一些闲散人员喝酒闹事。我一个人在家非常害怕，就睡不着。"

如果是环境引起的失眠，那么环境改善以后有一部分人的睡眠是可以改善的，不至于失眠 30 多年，因此我认为她的失眠还存在其他原因。

"您的情绪怎么样？"

"情绪不好，压抑、烦躁。"

"是不是经常感到委屈、想哭？"

听到我说的这些话，她仿佛在那一瞬间终于得到了理解，眼泪唰的一下就流了出来。

"我丈夫脾气很大，爱挑毛病，我这个人比较老实，受了委屈也不会说出来，一直忍着，从来不挑丈夫的毛病。但是他一点儿也不理解我，认为我做什么都是应该的，我就一直生闷气，偶尔也会发脾气。而他只会指责我，说我小心眼，说我脾气差！也不问问我为什么脾气不好，为什么会生气！"

丈夫在旁边默不作声。

"看来您和丈夫的情感沟通方面出现了问题。"

"最近我们在冷战，他晚上睡得很沉，我一晚上起来十几次，他也不关心我。我活得真是太痛苦了，痛苦的大部分原因都来自丈夫。他虽然把挣的钱都给家里了，但是从来不关心家里的事。最近我的心情越来越差了，还总感觉不舒服，做了各项检查又没发现毛病。"

"这种情况持续多久了？"

"你说冷战吗？我俩老是冷战，谁也不和谁说话。我丈夫住一个房间，我自己住一个房间，这 30 多年来我俩从来没有……"说到这里她迟疑了一下。我迅速领会了她的欲言又止，示意她丈夫到诊室外等候。

"您继续说。"

"谢谢你，医生。自从生完小孩，我丈夫那方面就不太行。这么多年来，我一直独守空房，这些痛苦让我难以启齿，我也有需求，但我很传统，无法跟其他人说这些事情，我觉得丢人，又要顾及他的面子。我无处诉苦和发泄，感到十分压抑，但丈夫并不能理解我的这种痛苦，我一跟他说，他就和我阴阳怪气，气'死'我了。"

"看来您平时很压抑，这些话也无人倾诉，情绪没有发泄的出口。"她点点头，眼睛看着天花板，尽量不让眼泪掉下来。我递上了纸巾，等她擦完眼泪，我说："想哭就哭吧，不用忍着。"

哭了一阵后，她继续说："我和他一天说不了几句话，一说话就吵架。吵架的时候他说话的声音可大了，恨不得让邻居都听见。我觉得家丑不可外扬，就关上门吵，但他每次吵架都要打开门，我只好不搭理他，不和他吵。"

我向前倾了倾身子，点了点头，示意她继续说，我希望她可以尽情地将自己积压的情绪释放出来。

"我丈夫很自私，只对他自己家的人好，对我家的人不好。有一次他因为钱的事情跟我家的人闹翻了，后来，我家的人也不怎么跟我联系了。我没有地方发泄，娘家离我比较远，我平时也不好意思跟娘家人诉苦，后来他们都陆续去世了。"

"您感觉跟丈夫不亲近，不像一家人，是吗？"

"是的，我真后悔跟他结婚。其实我的条件非常好，我爸爸是知识分子。我皮肤白，个子高，从小学钢琴，会跳舞，厨艺也好，可以说是'上得厅堂下得厨房'，以前周围人都说我能找到一个非常不错的丈夫。当时年纪小，稀里糊涂就和他结了婚，没想到婚后我过得并不幸福，但我都忍下来了。我基本上是一个人把儿子抚养大的，我把儿子培养得非常优秀。每次丈夫和儿子回来时，我都会做一大桌子菜，但丈夫从来不夸我。家里的大事小事都是我一个人在管，丈夫从来不管，连家里的水管、马桶坏了都是我自己修，儿子上学的事也是我一个人操持。我付出了这么多，他却无视我的付出，看不到我做的一切，从来不说我一句好话。"

"您一直处在这样的环境中，因此感觉孤单、委屈、焦虑、缺乏安全感，是不是？"

"嗯，虽然 60 多岁了，但是我保养得还行。别人都劝我离婚再找一个对象，但我想都这么多年了，凑合过吧。我生了一辈子气，什么都指不上他，人没得到，爱也没得到，我觉得我这一生白活了，现在想改变也改变不了。"

"您的情况我基本了解了，我理解您的感受，您有什么具体的诉求吗？"

"我现在就是希望把我的病治好，让身上不那么疼，能睡好觉，丈夫能温柔一点儿，这样我就知足了。"

我给她做了心理测评，测评结果显示她中度抑郁、中度焦虑，躯体化维度的得分非常高。

我好像抑郁了

躯体化这个词似乎将肉体与灵魂割裂开来了，但实际上，它是我们内心与外界之间的一种微妙对话。在面对生活中的种种压力与困境时，我们会产生各种各样的情绪，情绪是一种能量，如果这股能量长期被积压，找不到一个合理的出口，它就会发生转化，内心的痛苦和压力会转化为肉体的不适，作为一种释放与解脱，而这种不适不一定能通过现有的仪器或者化验检查出来。

躯体化现象并非孤立存在，它与我们的成长背景、接受的教育以及所处的社会环境息息相关。含蓄内敛、以和为贵的思想深入人心，不擅长表达情绪的人往往选择沉默，将痛苦深埋心底，而肉体则成为我们宣泄的出口，以全身各处的疼痛、发热、畏寒最为多见。比较常见的现象是，孩子不愿意上学的时候会说自己肚子疼、头疼，家长带孩子去医院检查，却发现什么异常都没有。身体是很有智慧的，它知道你的情绪，可以骗过大脑。对大部分家长来说，因身体不舒服而请假不上学是可以接受的，而以心情不好、心烦、压力大等为理由请假却是不能接受的。还有一些家长误以为孩子是为了逃避上学而装病，其实真实情况是孩子遇到了自己无法解决与面对的问题，处理不了当下的情绪，需要家长和老师的理解和帮助。

就拿这个案例中的女性来说，她非常渴望得到丈夫的认可、鼓励与关心，也非常渴望和丈夫有肢体接触，这种对于亲密关系的需求是每个人都有的。但是，由于她的家庭环境、个人性格以及伴侣的性格，她没有办法很好地直接表达自己的情感需求，因此出现了躯体上的疼痛。为了治好疼痛，她跑了 30 多次医院，做了很多检查，在这么多次的就诊过程中，她的丈夫一直陪在她身边。通过这样的方式，她也得到了丈夫的陪伴和关心。但这一切是他们自己无法意识到的，而且她出现疼痛的部位也比较特殊，这也反映了她多年以来性和情感方面的压抑。

躯体化现象是一场肉体与灵魂的博弈，是我们对生命与情感的独特诠释。

我向她解释了疾病的症状和原理，建议她同时进行药物和心理治疗，药物治疗的目的在于调节大脑的神经递质，改善情绪、睡眠，解决躯体疼痛的问题；心理治疗一周一次，改善夫妻间的沟通模式。

"能有效果吗？"她还是将信将疑。

"您吃一周药看看，结果不会骗人的。"她拿了药，我交代了用法和注意事项。

一周后她来复诊了。

"你好呀，医生。"她热情地跟我打招呼。

"您看起来气色不错。"

"是的，吃药当天我就睡着了，这几天我的情绪好多了，也没有再委屈想哭，我身上的疼痛也有了非常明显的缓解。"

"看来这次看对科室了。"我打趣道。

"多亏了你。"

"那我们按照之前的约定开始心理治疗吧。"

"那个……医生，心理治疗先不做了吧，我现在感觉好多了，这次过来是想继续开点儿药。"她有点儿不好意思。

"没关系，有需要再过来找我。"这次我开了两周的药。

过了一周她又来了，但是这次她的状态看着没有上次好了。

"医生，我这几天身上又开始疼了。"

"最近有发生什么事吗？"

"我又跟丈夫吵架了。"这也在我的意料之中，如果这个问题不解决，症状还是会反复出现，迁延不愈。

"能具体说说吗？"

"我和丈夫之间的问题还是老样子，没有解决，也没办法解决。"

"我理解你的困扰。你觉得主要是哪些问题呢？"

"他总是不在家，而且一回来就发脾气，什么事都不做，还挑剔我。"

"你听起来很委屈，你希望他怎么做呢？"

"我希望他能多陪陪我，关心我，不要总是对我发脾气。"

"那你有没有尝试和他沟通你的这些感受呢？"

"我试过，但他总是听不进去，还说我无理取闹。"

"我能理解你的挫败感。也许我们可以一起探讨一些更有效的沟通方式，帮助你更好地表达自己的需求和感受。"

"好吧，我愿意试试。"

"好的，我们可以从一些简单的技巧开始，比如用以'我'开头的句子表达自己的感受，而不是用以'你'开头的句子指责对方。当你想说'你就不能在家待一会儿，总出去干什么？'的时候，你可以试着说'我觉得很孤独，希望你能多陪陪我'。这样的表达方式，会让对方更容易理解你的需求。"

"我明白了，我会试试看的。"

"另外，我也建议你和丈夫一起参加一些婚姻辅导课程或者活动，帮助你们更好地了解彼此的需求和沟通方式。"

"我考虑考虑，谢谢医生。"

我建议她预约心理治疗门诊，通过心理治疗改善她和丈夫之间的沟通模式，这次她果断地答应了。

在后续的治疗过程中，我们遇到了很多挑战，她的愤怒和委屈情绪比较激烈，导致她跟丈夫沟通时常常没有办法很好地表达自己的心理诉求。她要么什么都不说、生闷气，通过不跟丈夫说话的方式来惩罚丈夫；要么就发脾气抱怨丈夫。我建议她用以"我需要""我感觉""我希望"开头的句子来表达自己的情绪和诉求，避免在跟丈夫沟通时爆发争吵。但是她每次想这样做的时候，脑海里就会出现另一个声音："凭什么是我改变？凭什么要我低头？明明就是他不对！"

在心理咨询中有这样一个原则——谁痛苦谁改变，因为你痛苦，所以你要先做出改变，对方又不痛苦，他为什么要改变呢？如果总是想让对方先改变，那情况就会陷入僵局，因此我们必须先改变自己的策略，看看对方的反应，然后做出相应调整。而且，单方面的改变是不够的，这样的改变很难持久，夫妻之间需要的是互相理解和包容，当然这也需要看对方是否有意愿改变。

于是，在征得了她的同意后，我建议她的丈夫加入咨询。经过沟通，我发现她的丈夫并非她口中的那样"极度自私、无法沟通、不可理喻"，而是不擅长表达，接不住她的情绪，只能用行动表达。就像最近这几年妻子生病了，丈夫一直陪着来医院，主动帮忙挂号、陪着做检查。

我向他表达了妻子非常需要他的"看见"，需要他的理解和鼓励。我告诉他，不要吝啬自己的赞美，看到妻子的付出就要讲出来，哪怕是一件微不足道的小事。虽然看似简单，但对丈夫来说这的确是一种挑战，他从小就没有得到过父母的赞美。他因为家里穷，自身条件也一般，所以一直很自卑，再加上自己的身体也在工作中受了伤，这么多年来他一直觉得愧对妻子，但又总是控制不住自己和妻子吵架。其实很多事情和道理他心里都清楚，只是不知道怎么开口，因此这种婚姻状态一直维持了30多年。我建议他从夸赞妻子做的饭开始改变，看看妻子的反应。

过了一周，又到了心理咨询的时间。妻子明显比上次开心了很多，身体的疼痛也减轻了一大半，而这一切都来自丈夫的变化。她主动说起丈夫最近的改变，比如，她做好了饭菜，丈夫会主动询问"今天做饭累不累？"，还会夸赞说"味道不错，我喜欢"。后来丈夫慢慢形成了习惯，只要看到妻子做好饭，就会主动说"都是我爱吃的，味道比餐馆做的还好"，妻子听了之后非常开心，感觉原来家庭中那种压抑的气氛消失了。在妻子做家务的时候，丈夫也会主动承担一部分家务。有一天晚上，两个人吃完晚饭，一起收拾好碗筷后，他们坐在电视前看了一会儿电视，然后她邀请丈夫去她的房间睡，丈夫犹豫了一下也同意了，两个人的关系比以前亲密了。

在这个案例中，通过帮助妻子和丈夫重建沟通模式，让丈夫看到妻子的付出，又通过让丈夫适当地表扬、肯定妻子，改善了他们的关系。

经过一段时间的治疗，老妇人的情绪越来越稳定，每次来就诊时脸上都充满了笑容，她认识到了自己在过去与丈夫的沟通中出现的问题，夫妻关系越来越好，她的身体也不再疼痛了。

夫妻关系的和谐依赖 3 个要素：性、感情和经济因素。首先，我们不能回避的是性，这是生理活动，也是促使两个人互相吸引的原始动力，它遵循的是快乐原则。美好的爱情和婚姻，若离开了"性"这一要素，终究是不完整的。因此，想要经营好夫妻关系，第一步便是保持良好的性关系。其次，夫妻之间要有感情。从相识、相知、相爱到相守，两人之间要有感情，要成为彼此的感情依托，夫妻是没有血缘关系的亲人，应该彼此信任。无论外面的纷纷扰扰有多少，夜幕降临时两个人依偎在一起，就可以抵挡所有困难和压力。只有这样，才能在相处中感受到温暖。夫妻俩过日子如同刺猬过冬，靠得太近会扎到对方，离得太远又会挨冻。因此，我们需要夫妻各自削掉一部分自己的刺，贴近对方，这就是有感情的表现。最后，经济因素也至关重要。在众多的心理咨询中，我发现许多夫妻婚后的矛盾都源于经济问题。爱情是心理活动，遵循的是理想原则，而婚姻是社会活动，遵循的是现实原则。结婚后有很多需要钱的地方，两个人在一起生活，钱怎么分配，才不会让彼此感觉不满意？如果一方总是把钱藏着掖着，另一方心里必然会产生隔阂。因此，在和谐的夫妻关系中，经济因素是不可或缺的。

症状来自关系，而关系的背后是沟通模式。我们可以通过改变沟通模式来改变关系，从而改善症状。在沟通中不要说反话，当你内心有需求的时候，不要用抱怨的方式来表达，可以表达愤怒，但是不要愤怒地表达，更不要冷嘲热讽。你应该直接说出自己的需求，真实是最有力量和最勇敢的。在抑郁症的治疗中，问题的症结很有可能是一些被我们忽略的小问题，这些小问题会阻碍疾病的康复。

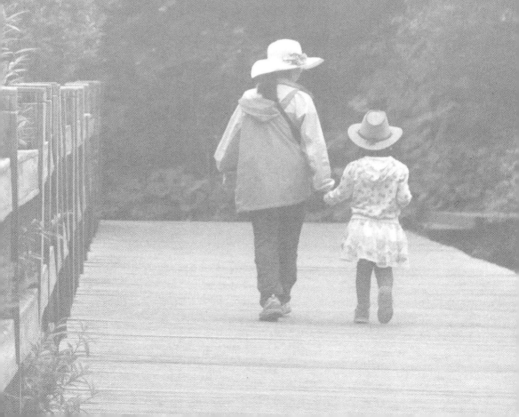

05 抑郁的妈妈和 "躺平" 的孩子

"医生您看看我的孩子，他可能抑郁了。"

站在我面前的是一对母子，男孩看起来像是高中生，戴着镜片很厚的框架眼镜，棱角分明的脸上长着不少青春痘。

"快请坐。"我说道。

母子俩纷纷落座。我问："你们遇到什么问题了？"

"孩子说自己可能抑郁了，我带他来看看。"母亲先开口，孩子没有说话，"他主要的问题就是脾气暴躁，控制不住情绪，几乎每周都要发一次脾气。"

"这种情况持续多久了？有什么原因吗？"我问。

"大概是从一年前开始的，也没什么特别的原因。非要说原因，可能就是学习上压力有点儿大吧。但我们现在也没给他什么压力啊，他的情绪还是不好，总需要和学校请假，最近已经不去上学了，所以我带他来看医生。他是不是抑郁了，医生？"

我在门诊见过很多家长平时并不是很关注孩子的情绪问题，只有当孩子因为情绪问题不能上学时，他们才会高度重视这个问题，这也是很多家长带着孩子来心理科就诊的主要原因。可是，家长往往并不了解孩子求助的真正动机。

"小伙子，你自己说说吧！"我看向男孩。

"我就是感觉不快乐，感觉未来没有希望，非常痛苦，觉得活着没有意义。"男孩的声音很小，我离他很近后才能半听半猜地弄清楚他说的话。

"从什么时候开始出现这种感觉的呢？是不是发生什么事了？你可以大点儿声吗？我有点儿听不清楚。"

男孩清了清嗓子，声音比刚才大了些："应该是从上了高中之后吧，一开始我对未来充满希望，也挺喜欢学习的。我去的是××学校的重点班，在那里我感觉压力非常大。"

这所学校我听说过，是我们当地非常有名的几所私立学校之一。前些年这所学校的学生高考成绩不错，还出了省状元。学校老师很重视成绩，管理也非常严格，我在门诊接诊过好几个来自这所学校的孩子。

"后来呢？发生了什么事？"我问。

"后来我发现班里优秀的同学太多了，老师讲课的节奏很快，很多知识点我还没有听懂老师就讲过去了。考完试老师给我们讲卷子，他问大家这道题需不需要讲的时候，很多人都说不用讲。即使这道题我不会，我也不好意思让老师讲，更不好意思向同学请教。我不会的知识点越来越多，学习越来越跟不上了。"说到这里，他深深地叹了口气，然后接着说："我感觉学习非常吃力，即使努力成绩也提高不了，后来我想转去普通班，觉得那里压力能小点儿，但是父母不同意。我现在很迷茫，感觉未来没有希望了。"

"所以你不想上学了，对吗？"我问。

"我不想上学是因为身体不舒服，头疼、肚子疼、心慌、喘不上气来，尤其是考试的时候。有一次考着考着，我实在受不了了，感觉快窒息了，就向老师请假回家了。后来一有不舒服，我就请假回家，因为这件事我没少跟爸爸吵架。爸爸经常喝酒，喜欢和我讲一些大道理，比较强势，我不喜欢听。在决定休学的前一天，我俩爆发了一次激烈的争吵，他劝我去上学，我不听，结果他打了我。现在他去德国工作了，我俩现在零交流。"说到这里，男孩低下了头。

"你在学校的人际关系怎么样？"我问。

"我在学校里没什么朋友，看到别人总是三五成群地聚在一起玩，我也很羡慕，但是我融不进去。"

青少年厌学主要有两个原因，一是学习压力，二是人际关系，而人际关系往往比学习压力更为常见。男孩和父亲的关系，是他和外界所有人的关系的一个模板。因此，当我问到他的人际关系怎么样时，我的心里其实早已有了答案。

每一个孩子从出现厌学情绪到休学都经历了一个非常漫长的过程，家长看到孩子不上学非常着急，却忽视了孩子厌学背后的动机是什么。这类孩子通常一方面不想上学又不甘心，另一方面想上学又害怕做不到，内心非常纠结，这实际上是缺乏内在力量的表现。

"那你现在是什么状态？我的意思是你每天都在做些什么？"我说。

我好像抑郁了

"参加高考是行不通了,家人准备让我去德国留学。我现在每天都要去上德语课,情绪好的时候能学进去,对未来也有信心,但情绪不好的时候我就什么也不想做,觉得这一切都没有意义,对未来也没有什么信心。"

大致了解男孩的情况后,我让男孩去做心理测评和其他检查,然后继续跟男孩的母亲了解情况。通常来说,孩子是一个家庭的报警器,如果报警器亮起了红灯,那么一定是家庭的功能出现了问题。通过孩子刚才给出的提示,我开始寻找家庭问题的所在。

经过了解,我得知这个孩子从小就非常听话,性格比较内向,品学兼优,上了高中半年之后开始出现厌学情绪。

"对于孩子提到的压力,您有什么看法呢?在平时的教育中,您对孩子的要求是不是很严格呢?"我问道。

"以前我们对他的学习确实是有要求的,但我们现在没有再给他压力了呀。"母亲赶紧否认。

"目前的压力可能是孩子自己给自己的。他在学校里面临同伴竞争的时候,不希望自己落后于人,不希望让老师和父母失望,因此即使你们不给他压力,他也会有压力,说白了就是他十分在乎别人对他的评价或者看法，并形成了一套内在的评价系统。这套评价系统里的评判标准，可能依然来自他小时候你和他爸爸对他的评价。"

看她还是不能理解，我举了一个自己小时候的例子："在我 3 岁的时候，有一次妈妈去地里干活，回到家之后，她躺在炕上休息，把袜子直接扔在水盆里。当时我学着大人的样子给妈妈洗袜子，抹上肥皂，用手揉搓，盆里的水就变黑了。我妈妈醒了之后特别开心，夸我长大了，夸我懂事。从那以后，我每天都给妈妈洗袜子，其实并不是我真的喜欢洗袜子，而是我希望妈妈开心。后来，有一次我调皮妈妈说了我，从那以后我就再也没有给妈妈洗过袜子了。你看，父母的行为会影响孩子的行为，孩子会讨好父母，其实这也是爱父母的表现，爱一个人就是希望他开心。"她若有所思地点了点头。

"回到学习这件事上，从表面上看，你们似乎没有给孩子压力，但孩子可能因希望讨好父母或者害怕让父母失望，而感受到了超过事情本身的压力。孩子在潜意识里担心会失去父母对自己的爱，担心如果自己学习不好了，父母就不再像以前那样爱自己了。于是，当孩子怎么努力都找不到方法来提高成绩的时候，他会觉得自己失去了获得父母的爱的工具，变得非常恐慌，没有勇气再去面对学习这件事情。父母给孩子的爱应该是无条件的，一旦这份爱变成了有条件的，那就成了一种交换。因此，我们就不难理解，为什么有的孩子会愤怒，会不可遏制地对父母发脾气。这时，他的情绪是非常有指向性的，他不是无差别地攻击别人，而是只攻击自己的父母。但是在意识层面，他知道对父母发脾气是不对的，于是陷入懊悔和自责中，开始自我攻击，就容易产生抑郁情绪。"

这位母亲陷入了沉思，过了一会儿，她说："您说得对，确实是这样的。从幼儿园起，孩子上的就是当地排名前几的幼儿园，一直到高中，我们给他的都是很好的教育资源，孩子考得好的时候我们欣喜若狂，但一旦成绩下降，我们就会严厉地批评他。在孩子学习这件事上，我们确实有点儿用力过猛了，可能这也是因为我和他爸爸心里有一份执念。我们都没有上过大学，就希望孩子能够考上最好的大学，因此即使孩子情绪不好，我们也忽视了他的感受，一门心思只想让他赶紧回到学校去。我们都被自己的执念蒙蔽了双眼，让孩子背负了我们没有完成的梦想。我突然想起来他小时候让他学钢琴的事，我们去乐器店，孩子相中了吉他，我却说学吉他没用，考试不加分；孩子说那就学小提琴，我却说学小提琴不如学钢琴，钢琴是乐器之王，学了钢琴以后，就能对其他乐器一通百通了。虽然最终他被我说服，选了钢琴，但我们还是吵了无数次架。我总是批评他弹得不好，还说过花了这么多钱给你买钢琴，给你报辅导班，你却不好好学，不知道珍惜之类的话，现在想想真是太不应该了。让他学钢琴其实是在弥补我小时候的遗憾。"说到这里，这位母亲的眼睛有些湿润。

"您是一位有悟性的家长，我对孩子的康复非常有信心。我见过很多家长，凡是家长悟性高的，孩子改变起来就会很快，康复得也会很快。"听到我的鼓励，她很开心，仿佛看到了希望。我相信她也会把这种鼓励带给她的孩子。

"我还应该做什么呢，医生？"她急切地问。

"谈谈孩子状态不好以后你的改变吧。"我说。

"我感觉我的生活也完了，天都要塌了，有一种大难临头的感觉。我是一个敏感的人，比较在意别人的看法。孩子不上学之后，我觉得特别丢人，在面对同事、亲属、朋友的时候，只要谈到孩子学习的问题，我都会遮遮掩掩。我也不愿意接受孩子抑郁这件事，其实孩子早就想让我带他来看医生，但我一直没有行动，我不想面对这个事实，万一真的确诊了，我该怎么办？"

"您先别着急，孩子出现了抑郁情绪，您的感受是什么？真实地讲就可以了。"我问。

"其实看到孩子这样，我当时的第一感受不是心疼孩子，而是想赶紧让他回到学校去，也没带他来看医生。现在想想挺对不住孩子的，一直忽略了他的感受。"说着说着，她的眼泪流了下来。

"其实您也不用过于自责，这是必经的过程。那后来是什么促使您带着孩子来医院就诊的呢？"我说着递上了纸巾。

"孩子爸爸去德国工作了，现在就剩我们娘俩一起生活，我觉得我不能再逃避了，要陪孩子一起去面对这件事。"

我点了点头表示对她的肯定，接着问："您想想，在面对困难的时候，您先生的做法和孩子的做法有没有类似之处？"

她想了一会儿后说："您这么一提醒确实是，他们不约而同地会选择逃避。"

"是这样的，面临学习的困境，孩子缺乏解决问题的力量，于是选择了逃避；面对教育孩子的困境，父亲缺乏解决问题的力量，也选择了逃避。学习是一种活动，而活动需要能量，如果这份能量不足，就会导致孩子学习出现问题，而能量不足的原因可能是来源不足或者消耗过多。在多数孩子厌学的家庭中这两种情况是同时存在的。当一个孩子在学习上遇到困难时，他很无助，于是向父母求助，希望父母能够给自己力量。有的家庭由于父母自身能量不足，无法帮助孩子解决困难。当孩子产生情绪的时候，他们接不住孩子的情绪；当孩子焦虑的时候，他们比孩子更焦虑；当孩子愤怒的时候，他们感到恐惧并选择回避；当孩子痛苦的时候，他们选择忽视。有的家庭则是能量消耗过多。就像前面提到的，孩子面对学习本来就有压力，随着压力的增加，效率的变化趋势呈抛物线状。在没有压力的情况下，人的效率往往是比较低下的。例如，孩子在刚上高一时，面临的高考压力并不大。然而，到了高中后期，随着压力的增加，孩子的学习效率也会相应提高。但是，当这份压力大到一个临界点的时候，孩子可能会过分在意别人的看法，担心考不好会让父母失望，或者忧虑考不上大学该怎么办等，这些因素都可能导致孩子的学习效率下降，甚至出现'摆烂躺平'的现象。"她边听边点头。

"因此，如果想要帮助孩子，您一定要先从恢复家庭的功能开始，不要想着如何去改造孩子，要从改变自己做起，从自己的身上找到解决办法。帮助孩子把缺失的这部分能量补充进去，并且停止家庭中的内耗行为。"

她听完陷入了沉思。这时，孩子也做完了心理测评，我看了一下心理测评结果：中度抑郁、中度焦虑，在敏感和强迫这两个维度的得分很高。我打趣道："孩子完美地继承了您的特点——敏感和追求完美。"她不好意思地笑了笑。

"医生，我这种情况是确诊抑郁症了吗？"孩子问。

"心理测评结果仅作为一个参考。根据你目前的情况来看，你确实存在焦虑和抑郁的情绪状态，但是还达不到抑郁症或者焦虑症的诊断标准。只要及时调整，是完全可以调整过来的。当下的你只是遇到了一个前所未有的大困难，我们可以把你的行为理解为一种应激反应。人在遇到困难的时候，无非会选择 3 种方式来应对——战斗、逃跑或僵住。如果困难超过了你当下的能力范围，出现焦虑和抑郁的情绪是非常正常的，你不喜欢这种变化，非常不适应，因此会选择逃跑，撤回到舒适圈。"

我在纸上画了 3 个圈，继续说："最里面的圈就是舒适圈，中间的圈是挑战圈，最外面的圈是恐惧圈，我们可以暂时待在舒适圈，从学校退回家里。在家里没有竞争，没有压力，但是你想一直待在这里吗？会不会想出去探索，看一看更广阔的世界，进入挑战圈呢？"他点了点头。

"想要成长，那就**拥抱痛苦**吧。其实你现在开始学外语，就是在向挑战区靠近，无论短期内有没有结果，这都是值得坚持的事情。你的节奏是对的，按照这个节奏继续走没问题。"他看向我，用力地点了点头。这时，看诊时间也快结束了，他们对我连连道谢之后便走出了诊室。

在这个案例中，孩子在学习上遇到了困难，母亲觉得大难临头，父亲承受不住选择了逃避。在这个过程中，似乎每个人都陷入了人生困境，但他们没有把它看成整个家庭遇到的一个困难，而是在跳出自己人生困境的同时，还在跟其他家庭成员拉扯内耗。其实，这个困难是需要家庭成员共同面对的，而不是像过去一样，彼此之间形成一种对抗的姿势。解决问题的唯一方法就是家庭成员的心凝聚在一起。对一个家庭来说，孩子出现问题是家庭功能长期丧失的结果，这样的家庭其氛围通常比较压抑，就像向房间中塞进来一头大象，不仅占据了大量空间，还将家庭的氛围变得令人局促不安，让家庭成员之间的沟通变得困难。大象在房间中，人们会不自觉地受到它的影响，变得小心翼翼，生怕自己的言行举止惹到大象，导致麻烦。同样地，在家庭中，压抑的氛围会让人们变得拘谨，不敢表达自己的真实想法和情感，久而久之，沟通的渠道就会被堵塞，家庭成员之间的关系也会逐渐疏远。房间中大象的存在会让空间变得拥挤，影响人们的生活质量。在家庭中，压抑的氛围会让人们感受到精神上的压力。这种压力会让人们在生活中感到疲惫，对家庭产生负面情绪，一回家就感到不自在，甚至不想回家。长期处于这种氛围中，人们的身心健康都会受到影响。当大象在房间里时，人们会想办法将它移走，以恢复原本的生活环境。同样地，当家庭氛围变得压抑时，家庭成员也需要共同努力，寻找原因并解决问题，以便重拾和谐、轻松的家庭氛围。这需要家庭成员互相信任、理解和支持，通过有效的沟通，共同努力化解矛盾，让家庭成为真正的温馨港湾。在这个问题解决了以后，家庭成员之间的连接会更加紧密，以后再遇到其他困难，都会是彼此最坚强的后盾。这是这件事情带给整个家庭的成长，因此坏事有时也是好事，正如英国音乐家莱昂纳德·科恩（Leonard Cohen）所说："万物皆有裂痕，那是光照进来的地方。"

我们约好了每周一次的心理咨询。后来孩子一直在上课，状态不错，妈妈单独来咨询过几次，她想让自己先成长起来，再给孩子力量。

"现在您还觉得天塌了吗？"我说。

她笑了笑："天没有塌，只要孩子健健康康的，读不读好大学真的不重要，重要的是他有灿烂的笑容，眼里有光。孩子快乐、健康、有力量才是最重要的！"

她现在每天都会和儿子聊天，两人偶尔一起去海边散步、喂海鸥。全家的焦点也从上不上学这件事上回归到了生活。她能够感受到儿子对她的爱和在乎，而她也决定要好好地和孩子一起成长，不再把自己的愿望强加给孩子，也不再担心别人对自己的评价，不再像以前那样对孩子不上学这件事情遮遮掩掩，而是大方地承认并且从容地应对。对于家里乱作一团时，丈夫选择逃到国外工作这件事，她也由一开始的愤怒转变为理解。她意识到丈夫也是一个习惯逃避的人，虽然在事业上很成功，但是面对自己束手无策的问题时，还是会选择逃避。她决定不再试图改变他，而是选择温暖他，用自己的力量帮助丈夫打开心门，迎接孩子。孩子受到了妈妈的影响，也在克服习惯逃避的毛病。如果把孩子比作复印件，那么父母则是原件，要想复印件准确无误，原件必须保持正确。

她现在坚信孩子只是暂时没有找到方向，感到迷茫，当他像自己一样调整好心态后，就会重新握住自己人生的方向盘。

所有能从孩子厌学困境中走出来的家庭，都是家长先学会了反思，意识到了自己身上的问题，并且及时修正。家长越是急着解决当下的问题，对孩子施加压力，逼迫孩子去上学，就越会走进死胡同。这是很多家长的崩溃时刻。

那么，家长该如何调整心态呢？这里有一个方法教给大家：不妨这样想想，孩子再过两年就要离家上大学了，那时你们见面的时间可能只有寒暑假。他们会有自己的朋友和生活，能分给你的时间其实并不多。等到孩子开始工作，假期会更少，他们还会组建自己的家庭，需要陪伴自己的爱人和孩子，可能只有过年时你们才能相聚。因此，我们真正能够与孩子相处的时间并没有想象中那么多。（想想看，自己每年陪父母的时间又有多少天呢？）这样一想，你会发现，与孩子相处是一件很幸福的事情，也是一件值得珍惜的事情，因此也就不会那么急于催促孩子成长了。好好地陪伴孩子，不对孩子有不合理的要求，也不对孩子的将来感到焦虑，这样的心态反而能让孩子更好地休养生息、恢复元气。孩子会在你对他无条件的爱中获得能量，最终跳出厌学困境。

我们要相信自己的孩子就是最好的。如果孩子以后留在你生活的城市工作，住在离你不远的地方，就可以每周回去看你，在你生病的时候留在你身边照顾你。如果孩子去外地求学，在外地工作，为国家和社会做贡献，也很值得你骄傲。孩子是什么样的，我们就需要接受他是什么样的。只要孩子孝顺、善良、有人情味，那他就是一个好孩子。在电视剧《人世间》里，诗人冯化成说过这样一句话："孝分两种，养口体、养心智。伺候在父母身边，照顾衣食住行，是养口体；远走高飞有所成就，让父母以此为荣，是养心智。同样重要，缺一不可。"

做家长是需要学习的，但是大多数人匆匆走进了婚姻，匆匆当上了父母，并没有经过充分学习。我们做父母的时间跟孩子的年龄是一致的，因此本质上我们在和孩子共同成长。我们小时候的成长经验并不适用于现在的孩子。相信大家都有非常直观的感受，小时候，我们在物质方面比较匮乏，因此对我们来说，学习这件事是为了更好地生活——买好吃的东西、喜欢的玩具、好看的衣服，甚至买房买车。总之，是为了提高自己的生活品质。但是，对现在的大部分孩子来说，他们出生的时候就拥有这些物质，当物质层面的需求被满足之后，他们必然会在精神领域寻求满足感。就如马斯洛需求层次理论所说，最低级的是生理需求，然后是安全需求，再是归属与爱、尊重需求，最高级别是自我实现需求。对于"00后"尤其是"05后"的孩子来说，他们在精神层面的需求达到了一个前所未有的高度，这是人类文明的进步。

很多孩子在十几岁的年纪就会与家长探讨学习有什么意义，人活着有什么意义。未来孩子会出现各种各样与家长的认知不一致的行为和想法，这需要家长保持开放的态度，不断更新知识和经验。

当一个人停止了进步，他注定会被所处的时代所淘汰。未来是一个终身学习的时代。看一个人有没有进步，就看他的认知在哪一个层次上，从低到高分别是：不知道自己不知道、知道自己不知道、知道自己知道和不知道自己知道。如果一个人处于"不知道自己不知道"的层次，并且拒绝学习和成长，那么他无疑会被时代所淘汰。相反，如果一个人处于"不知道自己知道"的层次，那么他必定是怀着谦卑之心不断学习的，只有这样，他才能应对未来不断出现的挑战。

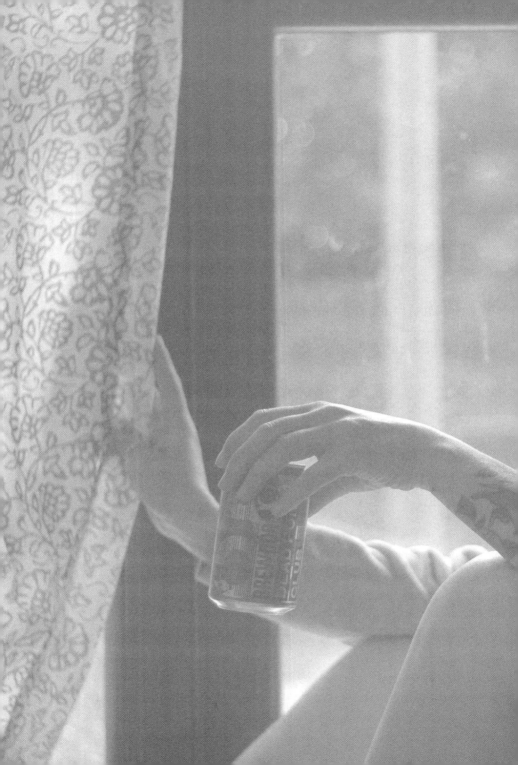

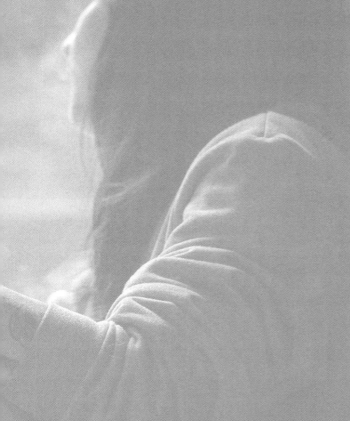

06 酗酒的女孩

▽

　　一位 50 多岁的女性通过朋友联系上了我，她说她是我的粉丝。一阵寒暄过后，我开始了今天的看诊。她说，自己的孩子似乎遇到了一些问题，最近总是酗酒，夜不归宿，花钱还大手大脚，吃一顿饭就要花几百元甚至上千元，而且现在脾气非常暴躁。她觉得孩子有酒精依赖症，想让我帮忙确定一下是不是。我看得出来她非常焦虑，为孩子的问题感到烦恼不已。我安慰她不必过于着急，孩子可能只是暂时遇到了一些问题，不一定是生病了。

　　在临床中，我经常会遇到家属代替患者就诊的情况，原因往往是患者本人没有太强烈的就诊欲望，配合度很低。另外，家属觉得患者不正常，会预先做出判断，并且提出请求，希望能帮助患者回到正轨。就像这位母亲，她希望我能帮助她的孩子戒酒，她认为是酒精导致孩子精神失常。但是，对于这种情况，我的内心每次都要先打出一个问号，这只是家属的一面之词，患者也许另有隐情。在临床心理科，我们通常要分别与家属和患者进行沟通，而其实很多时候，家属和患者双方描述的情况是完全相反的。

于是，我和这位母亲强调，如果想要帮助孩子，就一定要带孩子来医院面诊。她表示有点儿困难，孩子现在的抵触心理非常强。但是没想到，她的效率很高，第二天就带孩子过来看诊了。

女孩长得白白净净，戴着一顶鸭舌帽，帽檐压得很低，看起来很憔悴，好像没有睡醒。来到门诊的除了女孩和她的父母，还有女孩的大姨。据说大姨平时和孩子的关系比较好，这次也是在她的劝说下孩子才愿意来门诊的。一下进来 4 个人，不算宽敞的诊室顿时变得拥挤了。

"遇到什么问题了？"我率先问道。

妈妈首先接过了话："这孩子天天喝酒，每天都喝到后半夜，身体再好也架不住这么喝呀。你说对吧，医生？"

孩子面露不耐烦，但也没打算说话，显然这种指责不是一次两次了。

"还有就是她现在脾气非常差，跟我们说不了几句话就开始大吼大叫，医生你说她……"

眼看着妈妈还有要说下去的趋势，我举手打断了她："让孩子说吧。"我看着女孩："你遇到什么问题了？"

"我该说什么？"女孩一脸淡然。

"你妈妈说你现在经常喝酒，是这样吗？"她点了点头。

我问："平时喜欢喝什么酒？喝多少？"

"啤酒，喝很多。"女孩的回答很简短。

"你一般会在什么情况下喝酒？"我问。她有些诧异，眼睛直直地看着我，显然没明白我的意思。

"自己喝还是跟朋友一起喝？"我补充到。

"一开始是开心的时候跟朋友一起喝，后来是不开心的时候找朋友一起喝，现在是自己一个人也喝。"她说。

"你用喝酒来缓解坏情绪，对吗？"她点了点头。

"那你是因为什么事情而情绪不好呢？"我问。

"主要是我爸妈管我管得太严了，什么都管，让我必须听他们的，我不听，他们就不停地说我。他们越说我，我的情绪就越不好，就越想喝酒。"她说。

这时，她妈妈忍不住说："医生，我能插一句话吗？"

我说："要不你们先在门口等一下，我先跟孩子单独聊一聊，一会儿再跟你们说可以吗？"孩子的父母和大姨表示同意，走出了诊室。

我接着刚才的话题问："你父母会在哪些方面管你呢？"

她叹了一口气说："医生，我这样跟你说，假如我和他们说我在和朋友喝酒，晚一点儿回家，他们就会不停地给我打电话，在电话那头歇斯底里，说非常难听的话，比如'你一天就知道玩，要是在外边出什么事了，也是你活该！我真不知道我怎么生了你这么不听话的孩子'。总之，什么难听说什么。我跟他们实在没有办法沟通，因此我就不接电话，并把手机关机。但你知道他们接下来会做什么吗？他们会给我的朋友挨个打电话，让他们通知我回家。我都 25 岁了啊！"

说着说着，她的情绪开始激动起来，说感觉有点儿胸闷："对不起，医生，让我缓一缓。"

过了一会儿，她说自己感觉好多了。我们继续谈话。

"你的爸妈怎么会有你所有朋友的电话呢？"我很好奇。

女孩说："他们有其中一个人的电话，那是我从小玩到大的朋友，我们两家也都认识。然后他们就会管这个朋友要可能和我在一起玩的所有朋友的电话。也就是说，我出来喝酒时，如果他们找不到我了，就会把我所有朋友的电话都打一遍，并且告诉他们，看见我就让我早点儿回家。我真无语，感觉要疯了！"

"听起来真令人窒息，看来他们还是把你当成小孩，以为你还没有长大。你想独立对吗？"

"是的，我想搬出去住，提了很多次，但是每次他们都不同意。"

"你现在可以养活自己吗？经济上独立吗？"

"怎么说呢，我现在独立也不独立。"

"我该如何理解这句话？"

"我现在开了一家美甲店，开店的钱是他们出的，包括租金、装修费和设备费等，但是我现在已经慢慢开始挣钱了。"

"我明白你的意思了，也就是说你现在还需要父母的资助才能生活。那如果你真的搬出去了，没有了他们的资助，你该如何生活呢？"

她沉默了。

"我知道你很想独立，也知道父母对你的控制让你不舒服，但是要让他们意识到自己的问题可能需要你付出很多努力，不是几句话就能让他们改变认知的，可能需要系统的家庭治疗，你愿意配合吗？"

她点了点头。

对于她的情况，我有了大致的判断。这个孩子确实存在酗酒问题，酗酒是因为情绪不好，而情绪不好，是因为和父母的分离出现了问题。这个问题背后的原因和机制是十分复杂的，还需要进一步探索。

由于门诊的看诊时间有限，了解到这个程度就可以暂时告一段落了。按照惯例，我还需要给患者做心理测评。我先让家长带着孩子去测评室做心理测评，然后继续为后面的患者看诊。正在看诊时，孩子妈妈突然闯进来说："医生我想补充两句。"我连忙打断了她的话，让她先出去等我看完面前的患者。

孩子妈妈退了出去，我猜她可能会继续跟我说一些孩子喝酒喝得多么厉害之类的信息。面前的患者一出诊室的门，孩子妈妈就迫不及待地冲了进来，这种急切的行为往往反映出她非常焦虑的心理。

"医生我跟你说，孩子现在的情况非常严重。昨天她又出去喝酒，喝醉后我和她爸爸好不容易才把她抬回来。到家以后，孩子觉得我碰她不舒服，还咬了我一口，我的胳膊上到现在还有一块淤青。今天我们问她的时候，她却对昨晚发生的事情完全没有记忆，不知道自己干了什么。你看是给她开点儿药呢，还是让她住院？"

我说："先看看测评结果再做决定吧，需要结合检查再做进一步判断。"其实这时我心里想的是怎么才能让孩子父母接受这个事实——他们相处的方式对孩子产生了束缚，让孩子感觉压抑不痛快，从而导致了孩子情绪不好，最终出现了酗酒问题。酗酒是孩子无法与父母沟通，解决不了问题，继而选择的一种逃避方式。

一般来说，缓解痛苦的方式有 3 种。第一种是我们面对现实，解决问题，但是当我们凭借自己的经验和努力无法解决问题的时候，就会寻求第二种和第三种方式。第二种是转移自己的注意力，不去面对它，把注意力放在别处，似乎这个问题就不存在了，比如你在面对很复杂、很棘手的工作时，虽然内心无比焦虑和痛苦，但这时你会打开手机刷一刷短视频，打一会儿游戏，这样做能暂时缓解你内心的焦虑和痛苦。第三种是麻痹我们的感受器，我们通过大脑来感受喜怒哀乐，可以说只要麻痹了大脑我们就不会感受到痛苦，因此很多人会选择酗酒来缓解痛苦。

但是，对这个家庭来说，即使我这样和孩子的父母沟通，孩子的父母也必然不会接受，他们的大脑中有一个执念——孩子是有问题的，我们不能放任不管。因此，即使孩子无数次表达过自己需要自由，你们管得太多了，父母也依然选择视而不见。

想要解决这个孩子的酗酒问题，就必须深入探究她父母的控制欲如此强大的原因。过了大概半小时，我想到了对策，同时孩子的测评结果也出来了。结果显示孩子有轻度焦虑和抑郁，再结合她的表现，可以知道孩子的确有情绪方面的问题，但是问题根源在其父母或者说是家庭关系。孩子妈妈再次提出："医生，你看给她吃点儿什么药呢？"我让她先别着急，问道："你想解决孩子的酗酒问题，是吗？"

孩子妈妈点了点头。

"你希望我帮助你劝劝孩子不要再酗酒了，对吗？"

她又点了点头。

"与其关注怎么才能让孩子不酗酒，不如先来探究一下孩子为什么会酗酒。你眼中的问题或许正是孩子眼中的解决方案。我并非说孩子在故意跟你们对着干，而是由于双方的角度、经验和认知差异，导致你们对同一件事的看法截然不同。

"你可能觉得孩子的酗酒问题亟待解决，因为它让你感到焦虑。然而，在孩子看来，这个问题只是她正在尝试实施的一个策略。她想要自由，想要不受你们的管束，在喝酒的时候她可以感到无拘无束。因为无法通过和你们沟通获得自由，所以她才采取了这样的方式。"

孩子妈妈若有所思："难道我们就不管她了，让她喝吗？这样她就能变好了？"

"我说了不算，但是事实表明，你们这样管了她这么长时间也没有解决问题。而且，你们也剥夺了孩子管理自己的机会。"

"你能管理好自己吗？"我转过头来问孩子。

"只要她们不管我，我就不会喝这么多酒。"

母亲似乎还想说些什么，但最终没有说出口。

根据经验，这种相处模式根深蒂固，改变起来并不容易，因此我建议他们进行家庭治疗。只有找到了问题的根源，也就是为何父母会如此担心和控制一个25岁的成年"孩子"，才能找到问题的突破口。他们表示，后续如果有需要会再来找我看诊。

"要不要给孩子开点儿药吃？"孩子妈妈再次和我确认。

"我不吃药，要吃你吃，是你有病！"这次没等我开口，孩子就对母亲大喊道。

"医生你也看到了，你看看她这个脾气。"

"暂时不用吃药，如果做了心理咨询后这种情况仍没有改变的话，再吃药也不迟。"

"行，谢谢你。"简单道谢后他们一家匆忙离开，我知道，孩子妈妈对咨询结果并不满意，估计还会再多看几个医生。

孩子是最后一个走出诊室门的，她犹豫了一下还是开口了："医生，我可以加你的微信吗？"

"有需要可以随时来门诊找我。"

他们走了以后，助理问我："你说他们会再来找你吗？"

"也许会，也许不会，谁知道呢？顺其自然，叫下一位患者吧。"

又过了 3 个月，那是夏天的一个清晨，诊室里闷热得很，我刚准备打开窗户透透气，就看到孩子妈妈又来了。这次她是一个人来的，依然是一头干练的短发。她说了说孩子的近况，后来他们又去看了几个医生，开了很多药，孩子吃了几次后就不肯吃了。她说："孩子想再来找你看看，现在孩子不理我，我老公也不理我了，我的生活一团糟。我现在也想开了，我想给自己做一次心理咨询。"

后来，她又进行了数次心理咨询。我渐渐了解到，这个家庭比较特殊，孩子的父亲工作比较忙，她结婚后就一直跟着婆婆一家生活。而婆婆一家都不太喜欢她，她受了很多委屈，在婆家的那段日子是她人生最灰暗的时刻。自从孩子出生，她就把生活的全部重心都放到了孩子身上，再加上丈夫经常不在家，孩子就成了她全部的牵挂，母亲和孩子发展成了共生关系。共生关系在孩子婴儿期是有利于孩子生存和人格完善的，孩子需要什么，母亲便立刻满足，像是有心灵感应一样。但是过了婴儿期，如果母子之间还是共生关系，那就是病态的，不利于孩子成长，而很多母亲意识不到这一点，以为这种关系持续下去就是好的。因此，一旦孩子想要独立，离开自己，母亲就会十分焦虑。对母亲来说，孩子是她的精神寄托，她坚决不能放手。

通过心理咨询，我帮助这位母亲认识到了这一点，她决定重新寻找自己的精神寄托，也许是丈夫，也许是自己的事业或兴趣爱好。人生的路还很长，她不确定未来会怎么样，但是唯一确定的是她要对孩子放手了。后来，每当她再想去管教孩子的时候，都会问一问自己："这是我的需要还是孩子的需要？"而孩子在母亲做出改变后，情绪好了很多，也不怎么喝酒了。

当我们面对一个"有问题"的人，并看见了他行为上的不合理之处时，我们不应该急于下结论或指责对方。相反，我们应该保持开放的心态，尝试理解对方的立场和观点。通过深入的沟通和交流，我们可以更加全面地了解问题产生的背景，从而找到问题的根源，用更好的解决方案替代原来的解决方案。

你眼中的问题可能是对方眼中的解决方案，这并不是说我们应该忽视问题，而是提醒我们在处理问题时要多角度思考，增强沟通和理解。只有这样，我们才能更好地共同解决问题。

分　离

　　每个人的成长都要经历从原生家庭独立出来的阶段，但是在这个分离的过程，人非常矛盾，既想对自己的人生拥有绝对的主动权，又害怕面对风险，遇到困难的时候就希望躲在父母的怀抱里。独立在意味着自由的同时，也意味着承担责任。

　　对孩子来说，分离是一个重要的课题。从新生儿时期开始，孩子突然从温暖的子宫来到了这个冰冷的世界，这是与妈妈的第一次分离。到了婴儿时期，妈妈可能因为工作或者生活，短暂地离开孩子，孩子感受到了不安全和被抛弃的恐惧，这时孩子每次哭泣的时候，妈妈都会及时出现。再后来，孩子到了上学的年纪，这是孩子第一次和妈妈面临如此长时间的分离，他可能会开始抗拒，拒绝上学，拒绝分离。孩子的成长过程充满了分离带来的痛苦，直到青春期，孩子在依赖父母的同时又开始尝试脱离家庭，为自己争取独立的空间，直至彻底独立。

从家长的角度来说，放手是一门功课，也是孩子成长的重要环节。毕竟，孩子终究要长大，去独立面对生活中的各种挑战。父母不可能永远陪在他们身边，帮助他们解决问题。因此，父母必须学会在适当的时候放手，让孩子学会独立和自我成长。

放手并不意味着放任不管，而是要在孩子需要的时候给予他支持和引导。父母要教会孩子如何独立思考，如何解决问题以及如何面对挫折。这样，孩子才能在未来的生活中更好地应对各种挑战。甚至当父母不在这个世界上的时候，孩子依然能够勇敢地面对生活。

同时，放手也是一种信任。父母要相信孩子有足够的能力和智慧去面对生活中的各种困难。父母要给予孩子足够多的自由和空间，让他们去尝试、去探索、去创新。这样，孩子才能充分发挥自己的潜力，成为更好的自己。

放手也需要父母做好心理准备。毕竟，看着孩子独立成长，父母会有很多不舍和担忧。但是，父母要相信，这是孩子成长的必经之路，父母总是期待为孩子铺好路，让孩子走得更顺利和平稳，殊不知对孩子来说，很多事情还是需要亲自经历的，在替孩子包办一切的背后，是父母在剥夺孩子成长的机会。父母要学会接受孩子的成长，接受孩子会遇到挫折，并在适当的时候给予孩子支持和鼓励。

放手是一门需要耐心和智慧的功课。家长要在适当的时候放手，让孩子学会独立成长。只有这样，孩子才能在未来的生活中更好地应对各种挑战，成为更加优秀的人。如果已经意识到这一点，家长却还是无法做到，那背后的问题就更复杂了，后文会继续分析。

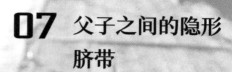

07 父子之间的隐形脐带

今天阳光明媚，空气中少了几分寒冷。我一看日历，原来是立春到了。我不禁感叹古人的智慧，二十四节气都对应着天地的自然变化，立春标志着寒冬的结束和春天的开始。这一天，大地仿佛从沉睡中苏醒，焕发出勃勃生机。春天的脚步轻轻踏来，带来温暖和希望，让一切都充满了新的可能。

立春的第一个门诊，我又会遇到怎样的故事呢？

我起身泡了一杯崂山绿茶，淡淡的茶香让整个屋子的空气都变得清新了。我喝了一口茶，等待着今天第一位患者的到来。

进来的是一位男士，看上去30岁出头，他打扮得十分精致。"精致"这个词是我看到他时第一时间想到的，从他的发型到穿衣打扮，都让人感到是精心设计过的，他还喷了木质调的香水，给人沉稳儒雅的感觉，每一处都恰到好处。

"请坐。"我示意他坐下。

"我是您的粉丝，觉得您在视频里讲的知识特别好。刚好您是青岛的，我就挂了您的号。谢谢您平时发的那些科普视频。"他鞠了一躬对我表示感谢，非常礼貌地说："知道您时间宝贵，我把我的情况整理了一下，可以给您看一下吗？"

"当然。"我说。

他从包里掏出了两份文件，双手递给了我，每一个动作都透露着他的涵养。

我接过来，其中一份文件是表格，上面详细记录了他多年来就诊治疗的过程和用药记录，包括用药后的感受，字体统一，格式清楚，让人一目了然。另一份文件记录了他发病的原因、病情的发展，以及本次就诊想要咨询的问题，这些都按照时间线进行了十分清晰的描述。我看完的感受是，这是一个追求完美的人。

病情的起因是，有段时间，关于疫情铺天盖地的消息令他每天总是很紧张，很焦虑，担心自己和家人被感染，几乎不怎么出门。即使出门，回到家也必须从头到脚严格消毒，甚至鞋底也要消毒才能放心。消毒的时候他会先用酒精将物品喷一遍，再用稀释后的消毒液将物品喷一遍。有一次消毒的时候，他一不小心好像把消毒液弄进了眼睛，感觉非常不适。于是，他赶紧上网查询这种情况会有什么后果，该怎么处理。看到网上的一些信息后，他更加惶恐不安，赶紧去医院挂了眼科。医生经过检查，发现他的眼睛并无大碍，简单处理后就让他回家了。但他仍然不放心，反复咨询医生并向医生说出了自己的焦虑和顾虑。医生耐心地向他解释了很长时间，他才表示接受并回家了。

到家之后，他又开始了新一轮的消毒。在消毒过程中，他感觉眼睛里好像又进了消毒液，他崩溃了。在焦虑和恐慌中，他再次去医院找了之前看诊的医生。虽然医生告诉他，眼睛并没有什么大碍，不要担心，但他还是觉得眼睛十分难受。他那时候还不知道这属于心理问题，也不好意思再去找医生了。

回到家后，他在脑海中预想了无数种后果，感觉消毒液似乎正在侵蚀自己的视神经和视细胞，甚至想到了自己以后可能会失明……他的大脑越来越乱，心也越来越慌，后来还出现了胸闷、头皮和手脚发麻的症状。他感觉周围的一切都没有了意义，世界变得不真实，周围的人也不真实。

后期他突然出现了惊恐发作①的症状，家人赶紧把他送到了医院。急诊医生初步怀疑是心脏病发作，但做了相关的检查，并没有发现任何心脏问题。后来他又接受了颅脑 CT 检查，也没有发现出血情况。在检查结束半个多小时后，他的症状逐渐缓解。在医院观察了一晚后，他基本就恢复正常了。

从那之后，他经常活在莫名的恐惧里。有时吃饭、开车或者睡觉时，都会毫无预兆地出现这种情况，但是去了几次医院，也没有检查出什么病症。家人不理解他，怀疑他在装病。他也十分郁闷。在疾病的折磨和家人的误解下，他的精神状态越来越差。后来经人介绍，他来到了心理科。

惊恐发作时非常可怕，当一系列具体症状来袭时，还会诱发焦虑，而焦虑又会导致原有的症状被放大。这是因为，当你感到紧张和害怕的时候，会分泌去甲肾上腺素，引起交感神经兴奋，使症状变得更加明显，不适感更加强烈，直到超过一个人能够承

---

① 惊恐发作：迅速而强烈的焦虑发作。往往有强烈的自主神经症状，且没有固定的发作先兆，可在几分钟内达到高峰。——编者注

受的生理极限。

　　我向他解释了惊恐发作的原理，这是治好这个病的关键。一切恐惧都来自未知，因为我们不知道这个病到底会导致什么后果，所以会把它想象得非常可怕。但是，如果我们清楚了这个病的原理，了解了其全部症状，就不会那么害怕了。这个病单纯靠药物是很难根治的，因为患者会对药物形成心理上的依赖。吃药时胡思乱想减少了，不吃药时胡思乱想却又增加了，认知思维模式在本质上并没有发生改变。而一旦减药或者停药，就会出现以下一系列负面想法：如果减量会不会复发？复发之后会不会加重？复发后吃原来的药还能有效果吗？如果复发是不是需要吃更长时间的药？多次复发会不会导致终身服药？这些想法导致焦虑的情绪又上涌，结果真的复发了。

　　为了早点控制住症状，医生一般都会选择对患者进行药物治疗。之前，这位男士在精神专科医院就诊时，医生对他进行了抗抑郁和抗焦虑治疗，效果还不错。但是最近半年，他的洁癖和强迫行为却加重了，比如他从外面回家以后会把身上的衣服全都清洗一遍，每天洗澡要两小时，每天回家都用消毒液清洗内衣裤，上完厕所必须用沐浴露清洗整个下半身……他认为别人碰过的东西就脏了，不敢再碰，包括自己父母碰过的东西。早晨出门上班后，他总感觉自己忘记带东西了，比如文件或者钥匙，有时候已经打上车了，他也会取消订单，回家检查。因为这种情况频繁发生，所以他经常上班迟到，领导对他十分不满意，认为他工作态度不端正，让他主动提交辞职申请。

另外，他每天下班前必须给每一个电源拍照，才能安心回家。回家后还会拿出照片多次检查，确认电源是否关闭。这种事情还有很多，如果我不打断他，也许他可以描述三天三夜……

这些行为对他的生活产生了非常大的影响，他为此痛苦不堪，他不知道自己是怎么了。最近他又开始频繁地去医院看病，换了好多家医院，咨询过好多位医生，有时候一天甚至辗转看 3 ~ 5 个医生。医生的话会让他的情绪略有好转。但是，频繁地看病和吃药并没有彻底缓解他紧张焦虑的情绪，最近一次情绪爆发的起因仅仅是他去医院复诊开药的时候，背包掉在厕所的地上，那一瞬间他情绪立刻崩溃了，他开始痛哭、跺脚、踢马桶的水箱和厕所的隔板。这些无法控制的"发疯"行为是强迫症患者发病时比较极端的行为。

从我的临床和咨询经验来看，在患有强迫症的人中，有一部分人小时候家里管得比较严，他们往往有一个或者多个严苛的养育者，又或者养育者本身就有强迫症，对孩子的要求比较高。这种要求不仅体现在学习上，还体现在生活的各个方面，比如孩子母亲有洁癖，就会觉得孩子洗手洗得不干净，要求孩子重新洗，并且要洗够多长时间、多少遍才行。一旦孩子的做法跟自己的想法不一致，孩子母亲就会歇斯底里，导致孩子的内心充满了对被谴责和被惩罚的恐惧，害怕说错、做错，因此要反复检查和确认做的每件事。孩子在恐惧的同时，也会十分愤怒，这种愤怒是被控制而导致的强烈愤怒。长此以往，这种内心的冲突就引发了强迫症。一旦现实发生的事情和自己的想法产生了冲突，就必须去改变，要求一切都在自己的控制之中。但是，生活中我们无法掌控的东西太多了，很多强迫症患者感受到的失控，实际上是控制过度造成的，他们想要控制的东西已经超过了自己可以掌控的范围，因此不是控制不住，而是控制过度了。

回到本案例中的这位男士，上文提到，他的背包掉在了医院厕所的地上。本来他想的是背包肯定不能用了，把里面的东西拿出来就行了，但是他控制不住地生气、崩溃、愤怒，等冷静后，发现自己吓出了一身汗。

他问我："秦医生，你说我是不是真的疯了？"

我问他："那么你过去有没有过这样的感受呢？"

他给我讲了一段他小时候的经历。在七八岁的时候，他打碎了一个花瓶，父亲大发雷霆，大声责备他粗心大意，并说他这么毛毛躁躁，以后肯定没有出息。他感到害怕、内疚和愤怒。这样的场景后来又出现过无数次，当他犯错时，哪怕是很小的错，父亲都会十分生气，甚至用带有侮辱性的语言责备他。对他来说，不仅要弥补犯下的错误，还要承接父亲的情绪。因此，他一直压抑着，不敢表达自己的情绪。这次背包掉在地上又触发了他过去的类似感受，他的情绪又一次失控，并出现了砸东西等攻击行为。这并不是什么"发疯"行为，只是他积压的情绪突然爆发，而这些指向自己的愤怒，都是过去指向父亲但无法表达出来的，这也解释了他为什么会有自残行为。

他已经30多岁了，仍然和父母住在一起。他们之间似乎有一根隐形的脐带，他每天的心情都会受到父亲的影响，比如今天父亲心情好，这意味着他将度过安稳的一天，他也会跟着心情好；如果父亲今天工作不顺心，情绪不好，他就会提心吊胆，害怕自己因做错事、说错话而受到父亲的指责。他非常想搬出去住，但是父亲不同意，还发了好大一通火。

他告诉我，他渴望独立，但这对他来说非常困难，一直以来，从上哪所学校到找什么工作，他生命中的大事小事都是父亲替他安排的。他很难踏出独立这一步，因为独立虽然看似美好，但也面临着一个问题——他要对自己的决定负责了，而他并没有做好准备。

每个人都是独立的个体，都想活出属于自己的人生，不想成为别人生命的延续或者附属品。但是由于家庭、成长经历、文化、价值观等因素，这并非一件简单的事。

最后，他问我是否需要换药。鉴于目前他的强迫表现比较严重，我认为需要调整一下。他表示要回去咨询一下父亲。我笑了笑，表示尊重他的决定。

而后来，他没有再出现在我的门诊……

强迫症

在日常生活中，我们也会经常提到强迫症，比如当一个人把所有东西都摆放整齐的时候，我们可能就会说这个人"有强迫症"，但大多数人对它并不是十分了解。据统计，世界范围内强迫症终生患病率介于 0.8% ~ 3.0%[①] 之间，我国的强迫症终生患病率相对较低，为 0.26% ~ 0.32%。

强迫症通常在个体的青年时期显现，多发病于 19 ~ 35 岁，至少 1/3 的患者在 15 岁以前起病，只有少数患者在 35 岁之后才开始发病。

那么，究竟哪些人群更容易患上强迫症呢？

首先，遗传因素在这一过程中扮演了重要角色。研究发现，患有强迫症的人的子女、同胞姐妹，其患病风险会显著增加。

其次，童年时期的应激性生活事件，如性侵、虐待等，也可能成为强迫症的诱因之一。比如我的一位来访者，他在小学三年级时遇到了一位严厉的班主任，有一次忘记带课本

[①] 数据出自《精神障碍诊疗规范（2020 版）》。

被老师严厉惩罚后，他上学前整理书包时就必须按照顺序，把书本和文具一件一件地放进书包，如果顺序乱了或者遗漏了某件物品，他就要把所有东西重新倒出来再整理一遍。即使家长催促，即使已经迟到了，他也很难停止自己的行为。

再次，成年后的应激性生活事件也会让人患上强迫症。我有位来访者今年快80岁了，他年轻时被别人陷害过，一直不敢坐在板凳上，能站着绝不坐着，每次来诊室的时候都会站在我的对面。这些经历对个体的心理发展产生了深远的影响，导致了强迫症症状的出现。

最后，那些追求完美、墨守成规、性格固执、拘泥于细节的人，以及那些连生活琐事也要程序化的强迫性人格者，往往容易成为强迫症的"高危群体"。他们通常对自己和周围的事物都有过高的要求，这种过度的控制欲和完美主义倾向会导致强迫症症状的出现。

此外，长期从事高强度脑力工作或生活压力大的人群，也容易罹患强迫症。例如银行柜员、程序员、护士等，这些工作要求精力高度集中，不能出一点儿错。高强度的脑力劳动和巨大的生活压力会导致个体的心理负荷过重，从而提高强迫症的患病风险。

从精神分析的视角来看，弗洛伊德（Freud）强调肛欲期的心理发展对强迫性人格的形成有着深远的影响。这一理论不仅揭示了人类心理发展的复杂机制，也为我们理解强迫性人格的成因提供了独特的钥匙。弗洛伊德敏锐地捕捉到了强迫性人格的典型行为与如厕训练过程的微妙联系。这些行为特征，如过度清扫、顽固坚持、严格守时和过度克制，无一不体现出肛欲期固着的影响。弗洛伊德还发现，在强迫症患者的语言、梦境、记忆和幻想中，肛欲期的象征性意象会频繁出现。这些意象不仅是他们试图处理和解决肛欲期留下的心理创伤和冲突的方式，更是他们内心深处强迫性格的生动体现。同时，弗洛伊德注意到，他治疗过的许多强迫症患者都曾在童年时期经历过父母过早或过严的如厕训练，或在这方面受到了父母的过多干涉。这些早期的生活经历不仅可能加剧肛欲期的固着和攻击冲动，还可能成为强迫性人格形成的催化剂。

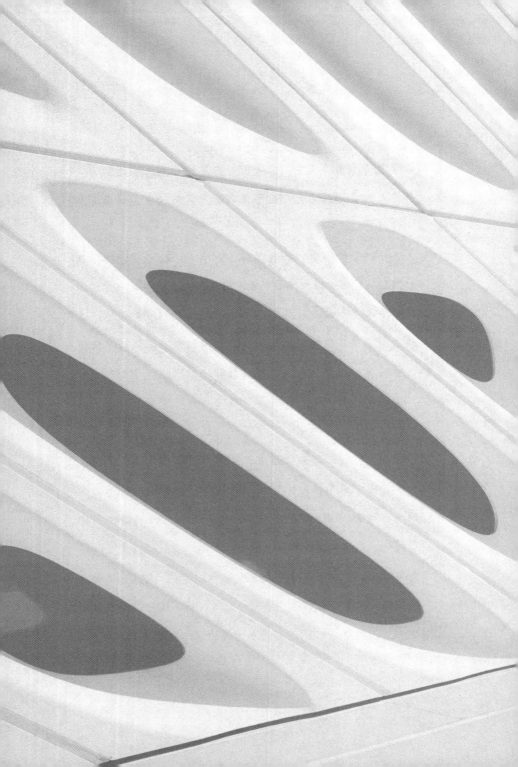

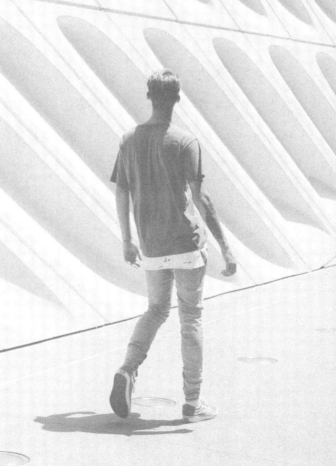

08 歪着头的男孩

▼

今天的来访者是一位 20 多岁的男孩，由父亲陪同就诊。男孩进来的时候姿势有点儿奇怪，伴随着阵阵抽动，脖子会不自主地转向一边。他非常有礼貌，给人的感觉是比较含蓄内敛的。

"你遇到了什么问题？"我问他。

他的父亲接过话说："您看他的脖子总是这样抽动。"

难道是抽动症？这是我的第一反应。

"以前有过这种情况吗？"我问。

"以前从来没有过，这是第一次发生这种情况。"他父亲说。

但是，20 多岁才第一次出现症状的情况十分少见，这一下子就勾起了我的好奇心。

"什么情况下会发生抽动？紧张的时候会加重吗？"我继续问道。

"抽动有四五天了，紧张的时候确实会加重。"又是他父亲回答的。

这点倒是符合抽动症的特征。抽动症状在紧张、焦虑等情绪下会加重，越想控制越是控制不住。但我还有一些疑惑。

"能说一说发病时的场景吗？怎么突然就出现了这样的症状呢？"我问道。

他父亲说："5天前孩子犯错误了。我批评了他，然后罚他下跪。"

下跪？听到这里我震惊了。很少会有父母要求孩子下跪，尤其是这种带有惩罚性质的，况且这个孩子已经20多岁了。

他父亲继续说："10多分钟以后，他说自己心脏疼。我跟他妈妈吓坏了，赶紧把他送到了医院。医生给他做了心电图、心肌酶和超声检查，但是检查结果都显示没什么问题。之后在医院观察了一段时间，我们正准备回家时，他又出现了抽动症状，就是您现在看到的这样。"

"那你们有没有再带他去其他科室就诊呢？后来做了什么治疗吗？"我问道。

"我们又去了神经内科，医生怀疑他可能患上了抽动症，因此给他开了治疗抽动症的药物。但是他服用了一段时间药物，并没有效果。神经内科的医生说您这里比较专业，让我们挂您的号再看一看。秦医生，您说他是不是得了抽动症？"

"我还需要更多地了解孩子的情况才能做出判断。虽然从症状上看很像抽动症，但是有一些表现又和抽动症没什么关系。"

"你平时心情怎么样？情绪是不是很糟糕、很低落？"我问男孩。

"你有什么说什么就行了，跟医生说实话。"他父亲不耐烦地催促男孩。

这个时候男孩开口了："心情还行，没有特别难过。"

"那你平时有没有总感觉紧张不安，心里不踏实？"

"有。我总感到紧张，反复地想一些不好的事情以及还没发生的事情，有时候甚至会有些坐立不安。"

"那么你对前几天父母惩罚你的事情有什么感受呢？"

"我感觉挺对不起父母的，我又惹他们生气了。我觉得自己很不好，很不懂事。"

他说的这些话既在我的意料之中，又在我的意料之外。在我的意料之中是因为长期以来他和父母的相处方式以及父母的教育方式一定会让他有这样的感受。在我的意料之外是因为他没有说出除了内疚和自责的其他感受，有可能他父亲在场他不方便说。于是，我建议他父亲暂时到诊室外回避。他父亲欣然同意了，离开的时候又嘱咐了他一遍："你一定得跟医生说实话。"

他父亲出去之后，我又问他："除了感受到了内疚和自责，你还有什么其他的情绪和感受吗？"

他表示没有了。

我说："有没有感到委屈？"

"确实感到挺委屈的。"他和我说，当时他正放假在家，和同学约好了一起出去玩，结果舅舅从外地带着孩子来青岛玩，他妈妈让他和舅舅一家一起吃顿饭，但他已经和同学约好了，不好爽约。于是他试探性地问妈妈他可不可以不去，他和舅舅一家的往来并不多，和舅舅的孩子也并不熟悉，他觉得自己可以不去吃这顿饭。

结果，他妈妈听了之后非常生气，觉得他很不懂事，大声责骂了他一通，并且表示不会允许他和同学出去玩的。爸爸也帮着妈妈说话，还罚他下跪。

"那么，你在跪着的时候心里还有什么其他感受吗？"我问他。

"我有点儿愤怒。从小到大只要我不听话，他们就会非常生气。我什么都得听他们的。罚我下跪也不是一次两次了。"他说道。

在他讲述事情的发生经过时，我注意到他的颈部抽动得更加明显了。

"对了，医生，我感觉自己还有点儿强迫症。我会反复想一件事情，一直想一直想，必须想明白了才行。想不通的话，就什么也做不下去。"他又说道。

当他说到这里的时候，我意识到，他不是单纯的抽动症，可能是内心的多种情感冲突所导致的一种躯体化症状。

在《危险方法》（*A Dangerous Method*）这部电影中，女主角萨宾娜出现了心理问题，被送到精神医生荣格处看病。萨宾娜的主要症状是时不时地出现肢体抽搐，伴随面部肌肉的扭曲，这令她十分痛苦。后来，经过荣格医生的一步步探索，发现是她童年时期的一段经历导致她出现了现在的症状。小时候萨宾娜只要犯了错，父亲就会打她的屁股来惩罚她。对萨宾娜来说，这是一件十分羞耻的事，但是她从这个动作中获得了快感。正是这样的内心冲突导致她出现了抽动的症状。于是，她陷入了"寻找羞耻得到快感—引发羞耻心—体验自责和愉悦"的循环中。对她来说，当她被送到精神病院后，反而成了一种解脱。因为她受过良好的教育，家境优渥，所以她也更重视自己的名声，有很高的道德感，但是本能的驱使会让她通过寻找羞耻，享受被打屁股而获得快感。

回到本案例中，患者因为被父母用了不恰当的方式进行惩罚，所以会本能地感到愤怒，这是一种来自"本我"的自发难受，但是他受过的教育和环境的影响会让他的"超我"站出来批判自己：就是因为你不好，你惹了父母生气，所以你就应该受到这样的惩罚。在这两种冲突的感受中，他的抽动症状出现了。如果他在童年期就有过抽动症状，比如眨眼睛、抽鼻子、喉咙发声等病史，那么对于诊断他的抽动症是有帮助的，治疗起来也相对简单。但是，他没有既往病史，服用的治疗抽动症的药物对他也没有起到明显作用（在临床的治疗手段中，有时候这也是诊断疾病的一个依据），就可以判断他的症状来自精神层面的问题。

在了解他的情况后，我对他进行了抗焦虑和抗强迫的药物治疗，同时帮助他梳理自己的感受，引导他去发现和解决内心的冲突。

除了跟他本人进行沟通，我还和他的父母进行了几次深入的谈话。经过沟通，他的父母逐渐意识到了孩子的症状来自家庭成员有问题的相处模式，也深刻意识到父母要照顾到孩子的自尊心，不能用体罚的方式教育孩子。他们还学会了尊重孩子的想法，深刻地反思了自己在过去的教育中对孩子造成的伤害，同时决定向孩子郑重地道歉。不过，我建议他们不要着急去道歉，因为他们其实并没有做好充分准备，他们也许承受不住来自孩子的愤怒和指责，进而沟通失败。

后来，我带着他们做了几次道歉的预演练习。我扮演孩子的角色，他们扮演父母的角色，模拟可能会出现的场景。在他们有了足够强的承受能力，做好承接孩子情绪的心理准备之后，他们正式向孩子道了歉，也接住了孩子的情绪。

然而，男孩的咨询进展却不是很顺利。长期压抑的情感让他没有办法顺畅地表达自己的情绪，他有很多躯体化症状，比如心脏痛、手抖、出汗，还有抽搐行为。这些都是他的身体在替他承接情绪的表现。前文提过，所有症状的背后都是关系，这也体现了他和他的客体，也就是他的父母之间的关系出现了问题。

面对曾经内化①了的、严格的、批评的甚至侮辱性的客体，男孩的"超我"过度压制"本我"，他需要逐渐唤醒自己的感受。后来，我又对他进行了很多次心理咨询，他终于慢慢地理解了过去的自己，也学会接纳现在的自己。他在家里开始表达自己的感受，用语言表达自己的委屈、愤怒，同时他的父母也非常理解和配合，家庭成员间的相处变得越来越和谐，男孩的躯体化症状也消失了。

超我、本我和自我，是弗洛伊德心理学理论中的3个核心概念。在弗洛伊德的心理学理论中，人格结构被分为3个层次：本我、自我和超我。这3个层次相互关联、相互影响，共同构成了一个人的完整人格。

本我，是人格结构中的最低层次，它代表了个人的原始欲望

---

① 个体综合外部意见、准则、态度和价值观转化为自己心理结构稳定的过程。——编者注

和冲动。本我追求的是即时的满足和快感，不受任何道德和规范的约束。本我的力量非常强大，如果不加以控制，它会导致个人行为的失控，甚至引发各种心理问题。

自我，是人格结构中的中间层次，它起到调节本我和超我之间冲突的作用。自我会根据现实情况和个人需要，对本我和超我进行平衡和协调，以实现个人的目标。自我具有理性和判断力，能够评估各种行为的可能后果，并选择最有利于个人发展的行为。

超我，是人格结构中的最高层次，它代表了个人的道德标准和价值观。超我的形成主要受家庭、社会和文化等因素的影响。超我会对个人的行为进行判断和评价，如果个人的行为符合道德标准，超我会给予肯定和鼓励；如果个人的行为违背了道德标准，超我会产生内疚和罪恶感，促使个人调整自己的行为。

在理想状况下，在超我、本我和自我的相互作用下，个人的行为可以得到调节和控制。当本我产生冲动时，自我会根据超我的道德标准进行判断，如果行为符合道德标准，自我会允许本我得到满足；如果行为违背了道德标准，自我会进行抑制和调节，以避免不良后果的产生。

然而，在现实生活中，超我、本我和自我之间的平衡并不容易实现。有时候，个人的欲望和冲动会冲破道德标准的约束，导致不良行为的发生；有时候，个人的道德标准又可能过于严格，导致自我抑制过度，影响个人的心理健康。

因此，了解超我、本我和自我的概念及其相互作用，对于个人的心理健康和行为调节具有重要意义。只有当个人能够平衡地处理这 3 个层次的关系时，才能实现自我和谐，实现个人的全面发展。

抽动症

抽动症是儿童期容易发作的一种疾病，又叫作"抽动秽语综合征"，多起病于 2～15 岁，平均起病年龄为 7 岁，男性更易发病。抽动秽语综合征的特征为不自主、突发、快速、重复、无节律性的多部位抽动，伴发多种爆发性、不自主发声和秽语。

心理动力学

心理动力学理论，亦称精神分析理论，其核心观点如下。

第一，若个体在幼儿期的某些欲望未得到满足，或某些与社会道德相悖的经历、欲望与动机被压抑至潜意识层面，不能直接或原样进入意识，就会引发因违背社会规范、良心道德等而产生的内心痛苦，从而可能诱发神经症。

第二，神经症的产生亦可能源自"本我"本能性冲动的不当压抑，"超我"要求过高和过强，而"自我"力量相对薄弱，使得"自我"在"本我"与"超我"之间无法维持平衡。

这些理论为弗洛伊德创立心理治疗技术提供了理论基础，但至今尚未被现代实验手段所证实或否定。

09 手臂上的 "条形码"

▼

　　今天来到门诊的是一位年轻的女孩，她戴着一只纯棉的防晒口罩，几乎遮住了脸上的所有部位。今天天气很热，但她还是穿了一件长袖上衣。

　　"请坐，你是第一次来心理科吗？"我问。

　　"之前我也去过其他医院，医生诊断我得了重度抑郁症。今天我想再过来看一下。"她回答。

　　"目前主要有什么表现呢？"

　　"我就是情绪不好，经常崩溃，容易哭，还会自残。"说着她把袖子挽起来给我看。我看到，她左手手臂的内侧已经有数不清的红色伤痕了，看上去密密麻麻的。

　　自残的患者通常会有一种共同的感受，那就是太压抑了。

"你感到压抑吗？"我问。

她说："我连哭和悲伤都不被允许，因为那样姥姥会骂我没出息。我从小想哭都得找个没人的地方悄悄抹眼泪。但是无论我把脸洗得多干净，姥姥都能看出我哭过，然后骂我没出息、没用。我从初中就开始自残了，我只敢划手臂内侧，因为怕被家人发现，但是有一次还是被发现了。姥姥是个很仔细的人，从那以后她就会翻我的书包、口袋、作业本，还会检查我的身体。我以前自残只敢把胳膊蹭到教室椅子角下面突出来的钉子上。这样我就可以找借口说伤口是捡东西的时候不小心刮出来的。但是，我知道，这点伤对我来说是远远不够的。

"现在上大学了，我还是按照惯例每月回一次家，住在姥姥家的大房子里。在忍不住想要自残的时候，我会用刀在身上轻轻划几道，但是不敢划得很深，我担心打破伤风针会花很多钱。但是我最近越来越忍不住了，每次划伤自己，那种疼痛感让我感到自己还活着。看到血珠慢慢渗出，我竟然感到一种莫名的兴奋，心跳也随之加速。这种行为似乎成了我的一种不健康的嗜好，虽然我知道这样做不好，但是我却感到一种依赖，好像找到了失散多年的老朋友一样。"

很多家属碰到家人有自残的情况时，第一反应都是震惊或者指责。震惊是由于自己第一次见到这样的情境，而且居然发生在自己的亲人身上。指责则是由于觉得患者不懂事，很多患者的父母会认为患者在无理取闹，然后把患者自残的工具藏起来，以为这样就可以避免自残继续发生。但实际上，这并不能从根本上解决问题，反而可能会引发更加严重的问题。对大部分非自杀性的自伤患者来说，自残是他们发泄情绪的唯一出口。如果将这个出口堵死，那么患者可能会出现自杀倾向。

因此，虽然自残是一种非自杀性的自伤行为，但是出现自残行为的人，其自杀风险往往也是高于没有自残行为的抑郁症患者的，尤其是在受到家属的阻挠之后。

"你有什么不好的想法吗？"我问道。

"不好的想法？你说轻生吗，医生？我准备去死了。最近我总想着，死了以后不要投胎了，只做个孤魂野鬼。我很想知道怎么做才能不再投胎做人。我准备在书包里留下一封遗书，证明自杀是我的个人行为，与别人没有关系。有好几次我都有这样的冲动，但是想到我死之后，我的妈妈、姥姥、姥爷都会伤心难过，就一直没去做。"她淡定地讲述着自己的症状表现，那轻松的语气仿佛在讲述他人的故事。

"那你现在有进行治疗吗？比如药物治疗或者心理治疗。"我问道。

"家人把我的药都扔了，他们不让我吃药，说我已经好了，不需要吃药了。他们也不同意我找心理咨询师，说我完全可以自己调整，没必要浪费钱。"

"那你这次来有什么诉求呢？"

"我觉得不吃药还是不行。我的情绪越来越差了，有时候一哭要哭一两小时，我感觉快扛不住了。我觉得还是要吃点儿药，麻烦你给我开点儿药吧。"

"鉴于你目前有比较明显的自杀倾向，我建议你住院治疗。"

"是这样的医生，我在外地上学，现在没有办法住院。麻烦你还是给我开点儿药吧，等我放假了再来住院。"

目前看来也只能这样了，在了解她的用药史之后，我又重新给她开了一些适合她的药物。

"这些药物不会让我发胖吧，医生？"她问我。

"当然。"我说。对于年轻女性，我都会避开导致发胖的药物。除非是食欲很差，需要增重的患者，我才会让他们吃促进食欲的抗抑郁药物。

"那我就放心了，因为我对自己的身材和容貌很焦虑。如果变胖了，我会'疯'的。"她说道。

"看来你对自己体重的要求很高，你现在体重多少呢？"我微笑着说。

她说："我对体重的要求也不高，我现在 90 斤，就是想再瘦一点儿。"

"具体多少呢？"

"80 斤吧。"

我打量了一下，她的身高大概是 165 厘米，按照目前的体重来说，和胖根本不沾边，按照身体质量指数（BMI）来算，她已经是消瘦了。看来，她存在着一定的体象障碍。

"你出现容貌焦虑多久了？"我问她。

"一直以来我都这样。我嫌弃我的长相、身材，讨厌我的性格，不喜欢我的成绩，甚至反感与自己有关的一切。其中，我最嫌弃的是我的容貌和身材，我感到满意的地方只有手和锁骨。如果我以后有钱了，一定要去整容。这个想法我在小学六年级时就有了。

"以前我对着镜子发愁的时候，我妈老说我的心思没放在学习上。她说我的家境比朋友们好，长得也比她们好看，身材也遗传了她的小骨架，亲戚和朋友也都说我好看。但我知道他们都在骗我，我长得好看不好看，我自己还能不知道吗？我真的受够了我的脸和身材，我觉得自己就是一个丑八怪。"

"虽然我们是第一次见面，但是我觉得你和胖、丑这样的字眼不沾边。"我说道。

"谢谢你医生，你真是一个善良的人。"看起来她并不认为我的赞美是客观的，而是觉得我说的话是出于职业需要。不过，我没有进行过多的解释。

她接着说："我从初中开始长痘，被同学们起了不少外号，像'痘花妹''月球表面'等。从长痘开始我就习惯戴那种可以洗的口罩了，妈妈和姥姥很烦我这样，不允许我戴口罩，于是我就在学校戴，回家就把口罩摘下来并藏起来。我也只敢在学校洗口罩，晾在教室里的暖气片上。但是，姥姥很爱翻我的书包、衣服口袋，我把口罩藏在哪里她都能找到，我只好去买一次性口罩，还没法把一整包都带回家，只能放在课桌的抽屉里。高三的时候我总是很抑郁，经常对着镜子哭。我妈把家里的所有镜子都砸了，不让我照镜子，说我总照镜子会耽误学习。"

"听到这里我有一种很窒息的感觉，似乎你的感受从来都没有被理解过，一直被否定。"我把我的感受告诉了她。

她跟我讲了小时候的一些经历："我在舞蹈方面很有天赋，从小开始学民族舞、芭蕾舞、拉丁舞，舞跳得非常好，一直是舞蹈班的主舞，还获得了各类舞蹈比赛的冠军。我以为我能在跳舞这条路上坚持下去，直到五年级，爸妈以耽误学习为由停了我的所有舞蹈课。我还学了乐器，会弹钢琴和古筝、打架子鼓。但是我讨厌弹古筝，我学古筝是被逼着学的，因为我爸和姥姥、姥爷都喜欢古筝，所以他们严格监督我弹古筝。我最喜欢打架子鼓，我的架子鼓是我最好的朋友，我给它起名叫 Stena，这是一个动漫人物的名字，它是我人生中最重要的伙伴之一。我的架子鼓打得很好，老师说我打鼓的时候特别有气势，小小年纪就有了乐队鼓手的感觉。因为打架子鼓容易吵到家人和邻居，所以我平时在家也不太敢打太久的鼓，但是每次打鼓的时候我都十分开心。读小学时，家里一直要求我语文、数学、英语考试都要考 100 分，但在二年级有一次我数学考试只考了 85 分。那天我爸下班回到家，看到我在打架子鼓，他把我的鼓槌抢过去，拿它直直地扎向鼓面，把鼓扎破了。然后又把鼓槌撅折了。他大声地吼我，说我是废物。姥姥皱着眉头站在我爸的身后说'叫你不好好学习，考成这样还有心情打鼓，考得差都是打鼓耽误的，我的脸都被你丢光了！'我吓傻了，感到恐惧，但更多的是心疼 Stena，它是我最好的朋友，它被扎破了，它一定很疼。一想到它疼，我就止不住地掉眼泪。它失去了美丽的外表和灵魂，我的心也碎了。姥姥趁我去学校的时候，找人把 Stena 搬走了。等我回家，发现 Stena 没了，我崩溃了，我感觉要'疯'了，我失去了最好的朋友！从那之后一直到现在，就算看到架子鼓，我也再没碰过。

"我也挺喜欢弹钢琴的，我学得快，进步也快，老师很喜欢我。但是五年级的时候，爸妈说六年级开始我就要把心思更多地放在学习上，努力考个好初中了，钢琴和古筝让我放弃一个。我

我好像抑郁了

想继续弹钢琴，但是我爸和姥姥都更喜欢古筝，于是我的钢琴课就被停了，真是无奈。我很讨厌古筝，但并不是因为我弹不好。我爸会盯着我练古筝，他逼我背谱，然后他拿着谱子在一边检查我的练习成果。只要我弹错一个音，他就叫我从头开始弹，直到整首全弹对为止。

"但无论我有多么讨厌古筝，我也必须考级。我知道只有考过十级我才能解放，在寒暑假，我每天得练 8 小时的古筝，弹坏了好几副用来拨弦的甲片。甲片的边缘把我的手指都磨破了，我的左手需要压琴弦，指尖磨出了血泡，时间久了就形成了老茧。可我还得练，不停地练。但我好像越着急，越弹不好。我爸砸了好多次古筝，琴弦断了就再换新琴弦，筝码被我爸砸得飞出去了，我再捡回来。这时我妈就得背着古筝带我去器乐行修，器乐行都认得我这个老客户了。修完后我妈再把古筝背回家。路上我说'妈妈，我来背着古筝吧，你休息一下'。可她不但不高兴，还表现得很烦，吼我'你把古筝练好比什么都强'。我上初一的时候，终于考过了十级。从那以后到现在，我一次古筝都没碰过。家人总说我'你那古筝都多久没练了，学的东西都还给老师了吧，你好歹弹两下'。但我就是不想碰。

"小时候我喜欢看动漫,无论是治愈的、热血的还是伤感的动漫,只要剧情和画风好,我就爱看。我很喜欢模仿动漫人物的画风画画,想象自己如果是二次元人物会长什么样,然后画出来。虽然我没学过画画,但我感觉我的水平算是外行人里不错的。"她边说着,边给我看她在平板电脑里画的草图,我感觉和在网上看到的专业画师的作品几乎一样,只是她画的每个人物都透露着一股悲伤。

她接着说:"同学们都称赞我画的人物好看,就连姥姥也觉得我画得好,但我爸禁止我上网看动漫,否则就打我。那个时候,我想画画也只敢画在平板电脑上,要是画在纸上,我爸就会发现,然后教育我。妈妈一开始还不反对我画画,替我瞒着我爸,直到我开心地和她分享动漫里的各种情节,她突然对我破口大骂,坚决没收了我的平板电脑。从那之后,我只能在学校的桌子上画了擦,擦了画,还被老师抓到好几次,训斥我不许在桌上乱涂乱画。一代舞王、鼓手和画师就此陨落。那时,我 11 岁。我感觉我的人生糟透了。"

我好像抑郁了

当她说到这里时，我也了解了她为什么会抑郁，会频繁出现自残行为。从小到大，她的感受似乎总被忽视和否定。在家里的每个角落，她的声音都仿佛被淹没在无尽的嘈杂中，无人在意。她的内心世界就像一座被孤立的城堡，无人愿意走进去探索。虽然已经成年，但是她依然无法为自己做主。她的家人或许是出于对她的期望和关心，总试图按照自己的意愿来塑造她。他们强制她做出改变，希望她能够变得更加符合他们的期待。然而，这种强制性的改变却严重破坏了她的心理边界，让她在成长的道路上感到迷茫和困惑。暴躁且控制欲极强的家人让她几乎找不到喘息的机会，她的每一次崩溃都来自家人的关心和控制。

心理边界是一个人的内心防线，保护着我们的内心世界不受外界侵犯。当这个防线被强制打破时，我们的内心就会感到不安和痛苦。这种感觉就像一座原本安静的城堡被强行攻破，里面的居民被迫面对外界的纷扰和喧嚣。

而她就是这座城堡里的居民。她的心理边界被家人一次又一次地打破，内心感受被一次又一次地否定，这种经历无疑对她的心理健康造成了严重的影响。她开始怀疑自己的价值，怀疑自己存在的意义。她开始感到迷茫,不知道自己究竟应该如何成长,如何面对未来的挑战。

在现实中,许多人都面临类似的困境,比如父母进孩子的房间时不敲门、翻看孩子的日记、查孩子的聊天记录等。即使孩子再三提醒,表现得非常生气也没用,父母会用"你是我生的,对我怎么能有秘密"这样的话来反驳。这种行为背后的原因,是当孩子不受父母监管时,父母内心会出现不安全感,因此要对孩子进行全面掌控。

这样的父母会干预孩子的学业、爱好甚至交友等各个方面的选择,以至于孩子没有办法完全发展出自我,而这样的父母往往也是没有自我的,正是因为没有自我,所以他们才会去干涉孩子的人生。

而被掌控的孩子会感到压抑和窒息,有可能做出自残行为,以此重新获得对自己的掌控,这时孩子的潜意识会觉得至少自己的一部分是自己说了算的。皮肤是我们的身体边界,一旦心理边界被破坏,皮肤也会出现各种各样的问题。破坏自己的皮肤边界似乎也是在向外发出某种警示:你们越界了!

后来，这个女孩一直在我的门诊接受药物治疗，每个月来复诊一次，因为她在外地上学，不能定期来门诊做心理咨询，所以我建议她在学校里找心理辅导老师，但是她拒绝了，她担心自己的情况一旦被学校知道，就可能面临被退学的风险。

在她的母亲提出要去学校陪读时，她果断拒绝了："如果她来了我会'疯'的！"这次拒绝是她对自己心理边界的坚守，但是她仍然有很长的路要走。

我们的家庭、社会，甚至我们自己，都在不断地试图改变我们，让我们变得更加符合某种期待。然而，这种改变往往忽略了我们的内心感受。

因此，我们需要重新审视这种改变方式。我们需要尊重每个人的内心感受，尊重每个人的心理边界。只有内心感受得到了尊重，我们才能真正地成长，有了力量，生命才能呈现出向外生长的姿态。这是生命本该有的状态，而不是经过修修剪剪的，看似很美好、很精致的状态，其实却早已失去了活力。

家庭和社会应该创造一个更加宽松和包容的环境，允许每个人自由地表达自己的感受和想法，而不是一味地强制孩子改变，忽视他们的内心需求。同时，孩子也应该学会保护自己的心理边界，勇敢地表达自己的感受和需求。

保护心理边界对于我们的成长和发展至关重要。守护心理边界，是独立的开始，它贯穿生命的始终。只有当我们尊重自己的内心感受，勇敢地表达自己的需求时，我们才能真正走向成熟。

自 残

自残是一种非自杀的自伤行为，这和割腕自杀不一样，患者在自残时往往割得不会很深，而且会留下很多道比较浅的伤口，不会伤到动脉和静脉。

自残的原因有很多，大部分患者告诉我"我的内心非常痛苦、压抑和烦躁，只有在自残的时候，才会感觉好受一些，我的心才能平静下来"。对这部分患者来说，自残是一种缓解负面情绪的方式。在他们看来，和身体的痛苦相比，他们更无法接受心里的痛苦。于是，他们就会选择用身体的痛苦来缓解和转移心里的痛苦，也就是"两害相权取其轻"。

　　从心理学的角度来看，这可能是一种投射现象，往往容易出现在年轻的患者身上。比如，当一个孩子出现了抑郁和厌学情绪时，如果父母不仅不能理解，还不断地唠叨和责备他，这可能会导致孩子产生愤怒的情绪和攻击父母的想法。这样的攻击性是极具破坏性的，孩子内心也知道自己不应该这样做，这是不对的，是不尊重父母的表现。因此，他只能把攻击性转向内部，以维持心理的稳定，形成"不是你不好，而是我不好"的思维方式，将愤怒转化为自责。这可能会导致自我伤害等惩罚性行为的出现。

　　还有些患者告诉我，在自残的时候，他会有一种快感。有专家学者提出，自残是一种成瘾性行为。也有人说这是一种获得别人关注的方式，但在临床中很少有患者这样说过。

体象障碍

体象障碍，也被称作"躯体变形障碍"或"想丑综合征"，是一种独特的心理疾病，属于疑病症的一种。其特点是，患者即使外貌正常，也会对自己的外表产生不安全感，或者对某些轻微的身体问题产生过度的担忧。这种担忧可能导致患者经历极大的痛苦，甚至影响他们的社交和日常生活。与其他精神疾病相比，这种痛苦尤为独特且难以排解，它的产生与个人的性格特点密切相关。

有研究发现，最容易患上体象障碍的人往往追求完美，对自己的评价极为苛刻，十分敏感，容易感到不安和害羞。此外，他们可能在早年经历过一些创伤性事件，如被嘲笑、羞辱、遭受身体或性攻击，或者被恋人抛弃。这些经历可能导致他们产生自卑感，进而贬低自我形象。

举个例子，如果一个女孩从小学到高中一直被人戏称为"胖妞"，那么这个侮辱性的绰号可能会在她心中留下深刻的印记，成为她日后患上体象障碍的潜在原因。

10 我是一个扫把星

这天，我忙了一上午，看了 30 个患者，后续没有预约的患者了。我感觉有些疲惫，伸了个懒腰，看了一下表，离吃饭时间还有半小时。我正在心里盘算着到底是去食堂吃饭还是订外卖，这时进来了一位年轻女士。我还没来得及说"请坐"，她就已经坐下了。

　　"我可以哭一会儿吗？"虽然在门诊哭泣的患者不计其数，但我没想到她说的第一句话竟然是这样一句话，看来她确实压抑了很久。

　　"当然可以。"我说道。

　　她放声大哭，哭得像个孩子。我递上了纸巾。她哭了大概两分钟，情绪缓和了一些。

我问她："你遇到什么问题了？"

她深吸了一口气，努力平复情绪，开始缓缓地讲述她的故事。

"心慌，胸闷，上不来气。"她说。

"情绪怎么样？"　我问。

"感觉很压抑。我觉得自己哪里都不好，我就是一个扫把星。"

"为什么会这么说呢？"

"靠近我的人都会倒霉，我会给别人带来灾难。"

"能举例说明吗？"

她列举了生活中的一些事情。比如，有一次她从外地出差回来，她的男朋友去车站接她。那天天气有点儿冷，回来后，她的男朋友就生病了。她认为这是自己造成的，觉得如果当时拒绝了男朋友去接她的提议，就不会发生后面的事情了。这让她一度陷入自责。这样的思维方式导致她经常处在内疚的情绪中，总认为一切都是自己的错。

抑郁的人往往容易陷入自责的旋涡，甚至会认为自己是有罪的，这背后其实隐藏着深层的心理机制。他们可能深受一种无形的负罪感的困扰，认为自己应当对生活中的不幸和痛苦负责。这种负罪感并非毫无来由，而是源于他们内心深处自我价值感的缺失和对完美的过度追求。他们对自己的期望过高，以至于在无法满足这些期望时，会陷入深深的自责。他们相信，如果自己能够更努力、更优秀，就能避免生活中的不幸和痛苦。然而，这种对完美的追求往往只会让他们更加痛苦，因为他们永远无法达到自己设定的标准。

此外，抑郁的人也更容易将他人的批评和不满内化，认为是自己的问题导致了这些负面评价。因此，他们对自己的能力和价值产生怀疑，甚至认为自己一无是处。这种自我否定和贬低会进一步加剧他们的抑郁情绪，使他们陷入更深的自责和内疚。

因此，我们需要找到这种思维的成因，并且在合适的时机点破，帮助他们重塑自我价值感，摆脱自责和内疚的困扰。只有这样，他们才能走出抑郁的阴影，重新找回生活的乐趣和希望。

于是我问她："你觉得你的男朋友生病了这件事情全都因为你，对吗？"

"是的。"她回答道。

"那这个结果的出现有没有受其他因素的影响呢？"我又问。

她摇了摇头。

"比如外部的环境，个人的身体素质，对天气变化的识别？"
我说道。

她听了我的话，似乎得到了一些启发。她点了点头："如果那
天没有降温，或者他出门的时候多穿件衣服，又或者他的抵抗力
比较强，那么他也不会生病。"

"因此，是综合因素导致了这样的结果，不是你个人的原因。
而且你也不希望他生病，对吗？"我说道。

她点了点头，擦了擦眼泪："谢谢你的开导，我感觉好一些了。
刚才胸闷得我都快喘不过气来了。"

"对于你为什么会这样想，为什么总用这样的思维方式，把
所有责任都归结到自己身上，我们还需要进一步探讨。"我说。

"好的。"

门诊的看诊时间有限，我还要继续向她了解一些症状方面的
内容，以全面评估她的病情。

"你感觉现在的状态跟过去相比还有什么不一样的地方吗？"
我问。

我好像抑郁了

"我现在什么都不愿意做，不愿意工作，也不愿意出去玩，有时候连话都不想说，整天胡思乱想，睡不着觉，最近经常凌晨两三点才睡觉，脑海里不停地思考白天发生的事。"她说。

"看来你焦虑和抑郁的表现都很明显，而且影响到了工作和生活。"我建议她做一下心理测评，结果显示重度抑郁和重度焦虑。于是，我给她开了两周的药物，并预约了一次心理咨询。

在心理咨询中，我们深入聊了在门诊中没有聊完的话题。

我问她："为什么总是自责，认为一切不幸都跟自己有关？"

经过聊天，我了解到，她出生在一个并不和谐的家庭里。她的父母都是暴脾气，经常吵架，而且吵得很凶。吵得厉害的时候，摔东西、动手是常有的事。在这样的家庭中，母亲总跟她抱怨："我真是瞎了眼才会嫁给你爸""活着真没有意思""要不是有你，我早跟你爸离婚了"。那时候她才上小学一年级，有一次母亲跟父亲吵完架后，要拉着她一起去死，她吓得哇哇大哭，母亲这才停下来。后来，这样的事情又发生了无数次。再后来，她的弟弟和妹妹出生了。

问题的根源找到了，正是母亲抱怨的话让她以为母亲的不幸都是因为自己，如果没有自己的拖累，母亲就可以离婚了，就可以不用承受这些不幸了。因此，她从小就认为自己是"扫把星"，而这样的观念在她的成长经历中被不断地重复、加深，导致她认为生活中的一切不幸都和自己有关，谁靠近自己谁就会倒霉。

"我曾经也想过自杀，如果我死了，就没有这些事情了，但是我没有勇气。"她告诉我："我长大一些后，也劝过我妈跟我爸分开，但是她总说我还小，她不能那样做，说要等到我上大学再说。结果现在我已经工作离开家了，他们的争吵也没有停止。"

好的夫妻关系就是最好的家庭教育，夫妻感情不和，孩子就容易缺乏安全感，总是担心家庭是否会破碎，发展不出自我。另外，还会因过于懂事，而被迫卷入父母的斗争中。孩子会同情父母中弱势的一方，天真地认为那些抱怨的气话就是事实，认同其中的观点。

"其实你被骗了，这并不是你的错。"我说道。

"难道不是这样吗？不是因为我吗？"她疑惑地问道。

　　我解释道："当然不是，婚姻是他们两个人的人生课题，孩子是需要考虑的一部分因素，但不是全部，更多的是他们彼此离不开对方。除此之外还有经济、社会关系等因素。你的母亲没有离开的勇气，但人是不喜欢承认自己脆弱和无能的，她要把这份不好的感受投射出去，因此才有了为了你才不离婚的借口。"

　　"这么说好像有些道理，假如母亲真的想跟父亲离婚，他们后来为什么又生了弟弟和妹妹呢？这就说不通了！"打开了这么多年的心结，我明显感觉她松了口气。

　　每当一个现象出现的时候，我们总会对其进行归因。而对于这次的来访者，她需要逐渐认识到，生活中的许多问题并非完全是她一个人造成的。她需要学会接受他人的帮助和支持，与他人共同面对和解决问题。只有这样，她才能真正摆脱自我归责的束缚，走上更加健康、积极的人生道路。

　　了解并应用归因理论，有助于我们更加理性地看待成功与失败，避免过度自责或一味归因于外部因素。同时，它也能帮助我们更好地理解他人的行为，增强人际沟通的效果。因此，无论是在个人成长、职业发展还是团队管理中，归因理论都具有重要的指导意义。

很多人的原生家庭都不是十分幸福的，可能也有父母争吵的情况。我的另一位来访者和我说，他小时候父亲出轨，母亲发现后情绪崩溃，在家里哭泣、摔东西，甚至要跳楼，整个人呈现出一种歇斯底里的状态。当时他特别同情自己的母亲，觉得一切都是父亲的错。看到母亲如此痛苦，他想帮助母亲，和母亲一起抵触父亲。后来他长大了，对母亲的看法有了新的视角，他的母亲是一个非常强势的人，在生活中不会吃一点儿亏，在她身边大家会感觉非常压抑。他开始理解和同情父亲，但这一次，他选择了持观望态度。通过心理咨询，他已经意识到，这个问题是他自己的课题。

在这里，我想对所有的父母说几句话。当婚姻出现问题时，一定要注意自己的言行可能对孩子造成的影响。可能你们只是想抱怨一下，发泄一下情绪，但是孩子们可能会把你们的话当真，从而产生内疚和自责的心理，甚至被迫选择站在一方来对抗另一方。这样的经历可能会对孩子以后的婚恋观产生影响，甚至导致孩子不愿意结婚和生育。因此，当父母有情绪的时候，不要把孩子当成倾诉对象。去找自己的朋友、可以信赖的人或者心理咨询师，这才是解决问题的正确途径，否则容易衍生出更大的问题。无论孩子跟哪一方亲近，都会疏远另一方，而一旦和另一方亲近就意味着"背叛"。最常见的例子是，如果孩子同情母亲、抵触父亲，被迫和父亲疏远，那么，跟父亲的接触减少，身上的力量感可能会因此减弱，容易出现厌学的问题。

我还有些话想对孩子说——同情谁就会背负谁的命运。即使是最亲近的人，他们遇到的一些问题我们也无能为力，要区分这些问题到底是谁的人生课题。

我的一位来访者跟我诉说了她的母亲有多么令她哭笑不得。

她父亲是部门领导，家里也在做一些投资，家境在当地算中上游水平。后来，父亲的工作出了一些问题，人受到了打击，也损失了很多钱，于是父亲变成了一个特别抠门的人，甚至在外边捡东西放在家里准备卖钱。他不仅对自己这样，对妻子和孩子的要求也一样严苛，夏天不让她们母女开空调，衣服能穿就不买，从来不出去旅游。母亲不止一次跟来访者抱怨这件事，说自己的朋友都出去旅游了，自己却哪里都不能去。于是来访者就想办法攒钱带母亲去了香港，结果旅行过程却并不愉快，母亲听到酒店和机票的花费后，坚决要回家。而回家之后，母亲依然经常抱怨父亲的所作所为，甚至每次与来访者打电话都要花半小时抱怨父亲。来访者总是想为母亲做些什么，但是她提的建议都被母亲否定。她不知道自己到底要怎么做才能拯救她。其实，来访者能做的就是听母亲抱怨，只要倾听和理解就够了，不需要真的帮助母亲解决问题。

遇到问题时，我们一定要先思考这到底是谁的课题，如果不是自己的课题，那就请尊重他人的命运，避免自我感动。

我们要认识到每个人都是独立的个体，他们有自己的选择和人生轨迹，我们不能强求别人按照我们的意愿去生活。但我也并不是让你变得冷漠无情，而是要学会在适当的时候给予他人帮助，而不是过度干涉他人生活或者替他人承担本该他们自己承担的责任。我们还需要提醒自己，在付出的同时要保持清醒，不要因为自己的付出而感动了自己，却忽略了对方是否真的需要这样的帮助。

归因理论

　　每当一个现象出现的时候，我们总会对其进行归因。归因理论，是由著名的社会心理学家海德（Heider）于1958年提出的一个具有深刻影响力的理论。该理论的核心在于，揭示人们如何解释自己和他人的行为，以及这些解释如何影响人们的认知、情感和行为反应。在现代心理学中，归因理论已被广泛应用于解释人类行为的多样性，并为我们理解社会互动提供了重要的视角。

　　在归因理论的框架内，美国著名认知心理学家韦纳（Weiner）进一步提出了一个相对系统的成败归因理论。这一理论将影响个人成败的因素划分为3个维度，即稳定性、内外因和可控性。同时，在这3个维度的基础上，韦纳进一步细化了6个关键因素，分别是努力程度、能力高低、任务难度、运气好坏、身心状况以及外部环境。

　　首先，稳定性维度关注的是影响个人成败的因素是否稳定。例如，能力高低作为一个稳定的因素，通常不会在短时间内发生显著变化。相比之下，运气好坏则属于不稳定的因素，它随时可能发生变化，从而影响个人的成败。

其次，内外因维度关注的是影响个人成败的因素究竟来源于个体内部还是外部环境。努力程度和能力高低属于内在因素，它们都与个体的特质和努力程度密切相关。而任务难度和外部环境则属于外在因素。

最后，可控性维度关注的是影响个人成败的因素是否可由个体所控制。努力程度是一个典型的可控因素，个体可以通过调整自己的努力程度来影响结果。然而，运气好坏和身心状况则属于不可控因素，个体往往无法直接控制这些因素。

在理解了这6个关键因素之后，我们可以更深入地探讨归因理论在现实生活中的应用。例如，在面对失败时，一些人可能会将失败归因于能力不足，从而陷入自卑和沮丧的情绪中；而另一些人则可能将失败归因于努力不够，从而激励自己更加努力地追求成功。这种归因方式的差异不仅会影响个体的情绪状态，还可能进一步影响其行为选择和未来的发展方向。

此外，归因理论还有助于我们理解社会互动中的偏见和误解。例如，当我们在面对成功或失败时，可能会从能力高低、努力程度等方面找原因，也可能会从任务难度、运气好坏等外部因素寻找解释。而这些归因方式不仅影响我们对自身和他人的评价，也影响着我们的情绪和未来的行为。这次的来访者就把全部的因都归结于自己，这是一种自我归责的极端表现。他们往往背负着沉重的心理负担，认为自己必须承担所有的责任和过错，甚至不惜牺牲自己的幸福和满足感来换取他人的认可。

然而，我们要明白，每个人都是独立的个体，不需要一味追求他人的认可。我们的行为、决策和取得的结果也并非完全由我们自己掌控，许多时候，外界的环境、他人的影响以及我们自身的局限性都会对我们的选择和结果产生深远影响。因此，将全部责任归咎于自己，既不公平也不合理。

我们需要正确看待自己的角色和责任，既要认识到自己的能力和贡献，也要接受自己的局限性和不足。同时，我们还要学会放下不必要的心理负担，不要让过去的错误或遗憾成为阻碍我们前进的绊脚石。

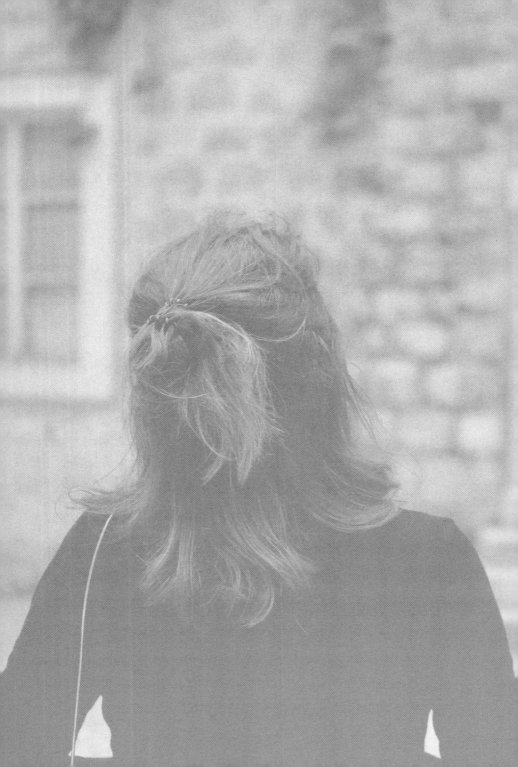

11　午夜铃声

▽

　　今天来到诊室的是 3 名女性，一位看起来 50 多岁，另外两位应该是她的孩子，一个 10 多岁，另一个 20 多岁。

　　"哪位是患者？请坐。"我说完，那位 20 多岁的女性坐了下来。她扎着马尾辫，戴着圆形的无边框眼镜。

　　"你们出去吧。"她扭过头对另外两个人说。

　　年长的应该是妈妈。"让我听一听呗。"妈妈说，看得出来，她对孩子的情况比较关心和着急。

　　十几岁的小姑娘应该是患者的妹妹。患者对妹妹说："你带着妈妈在外面等我吧。"

　　看妈妈还有些犹豫和不情愿，我补充道："要不你们先在外面等一下吧？尊重患者的隐私。有你们在这里她不方便说，这样对治疗不利。"

听完这些话，小姑娘拉着妈妈出去了。

"说说你的情况吧。"我说道。

患者说："我现在特别容易烦躁，总是觉得心里不踏实。尤其在工作的时候，每天去上班时我的内心都十分抗拒，平时也总觉得心里不踏实，好像有什么事情要发生一样。尤其是最近，这种情况越来越严重了。"

我问她："能否具体描述一下这种不踏实的感觉，是有什么具体的事情让你感到不安吗？"

患者说："其实也说不上来具体是什么事情，就是总感觉心里慌慌的，好像有什么事情没做完或者做错了。"

我继续问道："这种感觉是持续存在的，还是在某些特定情况下才会出现？"

患者说："基本上每天都有这种感觉，特别是在工作或者需要处理一些重要的事情时。我晚上也常常因此失眠，下班以后或者放假的时候能好一点儿。但是，下班以后或者放假的时候我特别害怕手机铃声响起来，害怕看到手机有新信息，尤其是与工作相关的信息，一看到我就心慌得不行。"

我说："这种情况听起来确实让人很不舒服，你有没有尝试过什么方法来缓解这种焦虑感呢？"

患者说："我试过深呼吸、冥想这些方法，但是效果都不太好。我也去看过精神科医生，他们给我开了一些药，吃完药症状缓解了一些，但是副作用让我嗜睡，于是我就把药停了，没过多久我又犯病了，还是会有那种不踏实的感觉。"

我说："看来你吃的药不适合你，我给你调整一下，避免类似副作用的发生。但我想跟你说的是，吃药只是缓解症状的一种方式，并不能完全解决问题。你需要找到引发你焦虑的根源，然后有针对性地去解决它。一会儿去做个心理测评评估一下吧。"

患者问："大概需要多久呢？"

我说："需要 10 ~ 20 分钟，你很着急吗？"

患者有点儿犹豫："是的，我是请假出来看病的，一会儿还要回公司上班。您能给我开半天的假条吗？"

我说："没问题，你目前的焦虑情绪非常明显，可能合并抑郁情绪。我选几个最关键的心理测评给你测一下，快的话 10 分钟就可以做完，你看这样可以吗？"

患者说："可以。"

我让她到心理测评的诊室进行了抑郁自评量表、焦虑自评量表以及 SCL-90 症状自评量表的测试。过了一会儿，她做完测评回来了。测评结果显示，她有重度焦虑、中度抑郁，并且提示她可能存在强迫症状、偏执、敏感和精神症状。

"平时有没有一些自己也没法解释清楚的奇怪感受？"我问她。

她没有太理解我的意思："您指的是什么？"

"比如一个人的时候能不能听到一些其他人听不到的声音，或者总是怀疑什么事情，疑心病很重？"我解释道。

我之所以问她这个问题，是因为测评结果显示她的精神症状比较明显，可能存在幻觉或者妄想，了解这些对于后续的治疗会有帮助。这涉及疾病的鉴别诊断。幻觉、妄想可以见于很多种疾病，比如最常见的精神分裂症，也可以鉴别某些心境障碍，比如抑郁症或者躁狂症。不过，同一种精神症状在不同疾病中的表现是有差别的。以幻听为例，幻听是精神分裂症的一种常见症状，但精神分裂症中的幻听与其他疾病中的幻听的表现却存在显著差异。在精神分裂症的情境中，幻听通常表现为患者听到并不存在的声音，这些声音可能是他人的谈话、命令、威胁或辱骂等。这些幻听内容往往与患者的日常生活经历、内心恐惧或妄想观念紧密相连，导致患者对这些声音深信不疑，并产生强烈的情感反应。

在心境障碍，如抑郁症或躁狂症中，虽然也可能出现幻听症状，但其表现形式和背后的原因却与精神分裂症中的幻听截然不同。在抑郁症中，幻听可能表现为患者听到负面、责备的声音，这些声音会加重患者的自责感和绝望感，使其陷入更深的情绪低谷。而在躁狂症中，幻听可能表现为患者听到赞美、支持的声音，这些声音会加剧患者的自大、兴奋和冲动行为。

此外，精神分裂症中的幻听往往伴随着其他的精神症状，如妄想、思维障碍①、情感平淡②等。这些症状相互交织，共同构成了精神分裂症复杂的临床表现。而心境障碍中的幻听则更多

---

① 受检者言语、交流或思维出现紊乱的一种精神病理状态。——编者注
② 对外界刺激缺乏情感体验或情感反应的精神病理状态。——编者注

地表现为与情绪状态相关的症状，与精神分裂症的症状体系有所不同。

因此，虽然幻听可能出现在多种精神疾病中，但根据幻听的表现形式、伴随症状以及患者的整体精神状况，我们可以对不同的疾病进行鉴别诊断。这对于制定针对性的治疗方案和提供有效的心理干预至关重要。

"我想起来了，我总是感觉手机铃声在响，尤其是在晚上的时候，但是家人都说没听到手机铃声响，而且我也查看了手机，发现并没有来电记录。"

"这种情况持续多长时间了？"我问她。

"有七八年了。"她说道。

"有什么原因吗？是突然有一天就听到了？"我问。

"当时有一位学生家长总是给我打电话。哦，忘了说了，我是一名老师。那时候我刚参加工作，没什么经验，有两个学生闹了些矛盾。可能我当时处理问题不够妥当，其中一名学生家长觉得我处理得不公平，就经常在晚上给我打电话。他有满满的负面情绪，无论我怎么解释和道歉他都不接受。"

"你当时是什么感觉？"我问她。

"我感觉非常委屈，一直在压抑自己的情绪，由着他宣泄情绪，他甚至威胁我。我感到很无助，不知道该怎么办。"说着说着，我感觉她快哭了。

"后来这件事是怎么处理的？"我继续问道。

"后来学校调查清楚了，是他的孩子欺负同学，也是他的孩子先动手的。但是孩子回去之后没有和家长说实话，家长以为自己的孩子被人欺负了，受了委屈，因此家长不依不饶，想给孩子要个说法。他前前后后闹了两三个月。虽然后来他不再给我打电话了，但我总感觉手机铃声在响，尤其到了晚上该睡觉的时候。这导致我的睡眠质量特别差，那些天我没有一天是不做噩梦的。"

说起这些经历，她的眼眶红了："不好意思，医生。最近总控制不住想哭，让您见笑了。"她迅速地从包里掏出了纸巾，擦了擦眼泪，然后继续说道："我试过深呼吸、放松、听音乐这些方法，但是效果都不明显。我也尝试过告诉自己不要想太多，但总控制不住。后来，家人注意到我总是问他们是否听到手机铃声，就坚持带我去医院检查。"

我说："我很理解你的困扰。这种程度的焦虑情绪确实很难完全通过自我调节来消除。而且你现在有明显的精神症状，也就是幻听，这些都是需要药物干预的。你还存在心理创伤的情况，需要配合心理咨询。"

她说："那麻烦您先帮我开点儿药吧，我没有时间做心理咨询。还有，您能不能给我开一个证明呢？证明我不适合担任班主任的工作。"

这样的要求我倒是第一次听说。最近几年，经常有家长带着学生来门诊，要求开休学、复学证明，但她是我遇到的第一个要求开具不适合担任班主任证明的老师。根据她的情况，我给她开了一些抗焦虑、抗抑郁的药物，以及用于治疗幻听的药物。

我笑着说："可以先给你开点儿药缓解症状，我也可以开一张假条，休息一下有助于你的康复。但是，不适合担任班主任的证明我没办法给你开。不过你可以拿着医院的病历，向领导说明你的情况。"

她点了点头表示理解，说："其实我犹豫要不要当这个班主任很久了，一方面我舍不得这个岗位、舍不得学生，另一方面我怕领导不同意，对我失望。但现在我想明白了，我顾不了那么多了。"

我打趣道："帮助你调整好情绪，这是由医生说了算的，但能不能当班主任这件事医生说了不算，还得是领导说了算。"

她笑了，我嘱咐她两周后来复诊。

第二次见到她是在一周以后。我记得那是一个晴朗的午后，阳光透过窗户洒在了诊室内，一切都显得如此温馨而宁静。我在电脑系统里看到了一个熟悉的名字，因为距离这位患者上次就诊的时间并没有过去很久，所以我的印象很深刻。我有些疑惑："怎么这么快就来复诊了，难道是吃了药之后不舒服，出现了副作用，不耐受了？"

到了她的号，她很有礼貌地敲了敲门，得到允许后她带着微笑走了进来，这次她是一个人来的。

眼前的她仿佛换了一个人，眼神中透露出了轻松和愉悦。我正准备问她最近的情况，还没等我开口，她就兴奋地跟我说："医生，校长同意我不当班主任了，给我放了几天假。休息的这几天，家人带我出去旅游了一趟，现在我好多了，感觉自己已经完全没有问题了，药还用继续吃吗？"

"具体说说你都有哪些改变？"我问她。

她说："我感觉自己的睡眠好多了，以前总是翻来覆去地睡不着，现在晚上能安稳地入睡了。而且晚上幻听的次数和频率明显减少了。"

"情绪方面怎么样？"我继续问。

"情绪也好多了，没那么焦虑了，原来心里总是不踏实、胡思乱想，担心这担心那的，现在这些情况都有很大好转了。"她回答道。

"吃药有什么不舒服吗？"我问。

"刚开始吃药那几天睡得有点儿多，会犯恶心。我上网查了查，网上说这些都是常见反应，我就坚持吃了，后来就没什么不舒服的反应了。"她说。

"看来你对药物的反应还不错。不过，虽然你的情况好了很多，但还是不能立刻停药，你现在是在药物的作用下变好的，还需要在药物的帮助下积极调整，包括认知思维习惯、家庭环境、社交、运动和生活方面。如果只依靠药物作用，停药后复发的概率很大，而且你现在还没有吃完一个疗程，如果贸然停药，复发的概率会很高。"我又给她列举了一些擅自停药导致病情反复、加重的案例。

其实很多人都有这个疑惑：我都已经好了，为什么还要让我吃药呢？实际上，这和药物的药理作用有关。目前的抗抑郁药物大多数都是调节大脑内的神经递质的（在本节最后的知识点部分，我会详细解释什么是抑郁的神经递质假说）。

抑郁症的根源涉及多个因素，如生理、心理和社会因素等，而药物只是针对其中的一部分进行治疗。因此，即使症状暂时消失，患者仍需继续服药巩固疗效，防止病情反复。当患者抑郁症状严重，失去心理调节的可能时，药物治疗可以为患者的自我调整和心理咨询打下基础，争取时间。

抑郁症的治疗是一个持续的过程，需要患者与医生密切配合。医生会根据患者的具体情况制定个性化的治疗方案，并在治疗过程中不断调整药物的剂量和种类。如果患者擅自停药，医生将无法准确评估治疗效果，也难以制订更为精准的治疗计划。

因此，我们强烈建议患者不要在抑郁症状刚消失时就草率停药。在治疗过程中，患者应保持与医生的沟通，遵循医嘱，按时服药，以确保最佳的治疗效果。同时，患者还应关注自身情绪变化，及时发现并处理可能出现的复发问题。

后来，这名患者在门诊坚持治疗，并由我的一位同事为她做了心理治疗，包括认知行为治疗和催眠治疗。催眠治疗很好地修复了她的创伤。她的症状也在药物的帮助下得到了基本改善，患者的配合度高，家人也很支持，预后很好。

我们看得出来，这是一位尽职尽责的好老师，对于上级的工作要求都尽力做到完美，即使有再大的压力也都努力承受。可一个人的抗压能力始终是有限的，当承受不住的时候，就需要给自己减压。这对有些人来说很容易，但对有些人来说却很难，因为从小到大，他们习惯了听话、懂事，工作后也不断鞭策自己，给自己"加码"，最终陷入抑郁情绪。

我的一位朋友是三甲医院的心外科医生，他对自己的要求很严格，对于现阶段的工作不满意，认为手术量少、学科发展有限，渴望更大的平台，于是去北京最好的心外专业读了博士。毕业后

我好像抑郁了

他如愿以偿地进入了当地最好的医院，所在的组手术多得每天做不过来，几乎没有周末和节假日，一年休息不到 10 天。他每天早上 6 点起床上班，天黑了才回家。另外他还有科研任务，顾不上谈恋爱，完全没有自己的生活。失眠、焦虑和抑郁找上了他，他和我诉说的时候多次落泪。看他这么痛苦，我们几个朋友都跟他说："你跟领导反馈一下，你不说领导怎么知道呢？""就是，说一说，行就行，不行就算了，再想办法。""说了也不会有什么损失，没准领导就同意了呢。"他说："哎呀，你们都不知道，这个事没法说。"实际上是他不敢和主任说自己压力太大，怕领导对他失望，因此他选择不说。但是，面对现实的压力，自己实在无能为力，真的承受不住了。经过多次心理斗争，他终于鼓起勇气跟领导提出了换组，顿时他就感觉轻松了不少。

　　一个月后，我接到了他的电话，电话那头传来了他的声音："老秦，晚上有事没？"他的声音里带着笑意，我的眼前也浮现出了他的笑容。"今天我只有两台手术，下班早，出去吃个饭？"

抑郁的神经递质假说

抑郁的神经递质假说是一个被广泛研究并认可的假说，它深入探讨了抑郁症背后的生物学机制。该假说提出，抑郁症的发生与神经递质的功能异常密切相关，这些神经递质在大脑的传递和调节过程中发挥着关键作用。

神经递质是神经元之间传递信息的化学物质，它们被突触前膜的囊泡释放出来并作用于突触后膜，从而调节神经元的兴奋性或抑制性，当神经递质从突触前膜的囊泡释放后，通过突触前载体的作用，将神经递质从突触间隙内再回收至突触前神经元，并再次储存于囊泡当中。这种回收机制确保了神经递质能够被重复利用，从而减少了神经递质的消耗。

在抑郁症中，一些特定的神经递质被认为可能出现了功能异常，如 5-羟色胺（血清素）、多巴胺和去甲肾上腺素等。特定的神经递质释放过少或者活性降低，都会导致抑郁的出现。

接下来，让我们探讨 5- 羟色胺在抑郁症中扮演的角色。5- 羟色胺是一种重要的神经递质，主要参与调节情绪、睡眠和食欲等方面。研究表明，抑郁症患者的 5- 羟色胺水平往往较低，这可能导致情绪不稳定、焦虑和抑郁症状的出现。为了验证这一观点，科学家们进行了大量的实证研究，包括动物实验和临床试验。这些研究的结果表明，通过提高 5- 羟色胺水平或改善其功能，可以有效缓解抑郁症状。

此外，多巴胺和去甲肾上腺素也与抑郁症的发生密切相关。多巴胺主要参与奖励机制和动机的调节，而去甲肾上腺素则与注意力和警觉性有关。抑郁症患者的这些神经递质的功能可能受到影响，导致患者失去生活的兴趣和动力，注意力难以集中，以及出现警觉性过高的症状。因此，通过调节这些神经递质的功能，有望改善抑郁症患者的症状。

我们以 5- 羟色胺再摄取抑制剂类药物为例来讲一讲，为什么抑郁症状消失了不能马上停药。

抑郁症的康复并非一个一蹴而就的过程。抑郁症患者大脑内的 5- 羟色胺释放减少，突触间隙的 5- 羟色胺浓度降低、活性变差，导致出现情绪和生理上的一系列抑郁反应。5- 羟色胺再摄取抑制剂类药物虽然能够减少 5- 羟色胺的重吸收，增加突触间隙的 5- 羟色胺浓度，显著改善患者的抑郁症状，但这并不意味着疾病已经完全治愈，因为患者的自主分泌和重吸收机制没有恢复正常，需要长期服药才能使这个机制恢复正常。过早停药还可能导致一系列不良后果，突然停药可能导致神经递质失衡，从而引发一系列不适症状，如失眠、焦虑、头晕等。这些症状不仅会加重患者的心理负担，还可能影响其对治疗的信心和依从性。

12　蜗居女孩

今天是周四，我像往常一样打开了系统中的工作站。工作日上午的来访者往往比较少，今天只有两个预约的来访者在系统上签到了。我在系统上确认以后，两位女士相继进来，一位看起来50多岁，另一位看起来30多岁，她们各自拿着挂号单。

我说："按照顺一个一个来，谁是 × × ？"

"是我。"年轻一些的女士答道。

这时，那位年纪大一些的女士插嘴道："我是她妈妈，我也挂了个号。"

"谁先来？"我问。

"先让孩子说吧。"妈妈说道。

"都请坐吧，遇到什么问题了？"我问。

"是这样的，医生，我可以从头开始说吗？"女儿说道。

"当然。"

女儿开始叙述她的问题："事情发生在很久之前。我大学学的医学专业，毕业之后工作过一段时间，但后来因为生病，我就把工作辞了。我得了抑郁症，而且躯体化症状比较明显，浑身疼，还特别焦虑。我吃了一段时间的药，躯体化症状消失了，身上也不疼了。现在的主要问题是我没工作待在家，靠打游戏赚钱。但是我妈认为我玩游戏成瘾了，不让我打，甚至要把计算机砸了。我可以保证我玩游戏没有成瘾，只是为了赚钱。"

"我能说句话吗？"妈妈插嘴道。没等我开口，她就继续说："我不是不让她玩，但是她因为玩游戏，天天凌晨两三点才睡，你说这样下去身体能受得了吗？"

女儿辩解道："这是我唯一能想到的赚钱方式，现在很多工作我都做不了，因为没有精力。我靠打游戏赚钱，能感受到自己还有价值，这件事也让我自信了一些，感觉自己不是个废人，而且我欠了很多钱，我得挣钱还债。"

妈妈又插嘴道："我的工资卡都给她了。我在外面做家政工作，我能帮她还钱。"

女儿说："我不用你帮我还钱，我知道你工作很辛苦。再说了，钱是我欠的，跟你有什么关系？如果我需要的话，我会跟你说。我向别人借钱那是我欠的人情，我会还的，跟你没有关系。"

"那先不说这件事，你每天黑白颠倒，这样下去身体不就坏了吗？我也不是不让你玩游戏，但你得挑白天的时间，别占用晚上睡觉的时间。"妈妈说。

女儿辩解道："每个工作的性质不一样，大家都是下了班以后才打游戏的。而且我也不是每天都睡那么晚，昨天是特殊情况，我的一个朋友半夜心情不好给我打电话。因为人家之前帮助过我，所以我也想在他需要帮助的时候帮助他。"

"行，这件事也先不说。你现在天天不好好吃饭，吃饭就是下楼买点简餐随便对付几口，身体能好吗？"妈妈又说。

女儿转向我："医生，我想解释一下，我每天的精力只够支撑我做几件事情的，我没有精力做饭。如果我做饭，一天就什么也干不了了。我现在吃得再不健康，也能保证自己活着。我更愿意用这些精力去做别的事情，比如玩游戏赚钱。哪怕我什么都不做，只休息，我也不想做饭。"

眼看两个人再说下去就要吵起来了，我打断了两个人的对话："看来你们在生活的很多事情上，并没有达成一致，这是你们今天来咨询的主要原因吗？"

"对，这个孩子不听话啊！"妈妈指责道。

而女儿则点了点头表示赞同我说的话，接着她说道："我希望她不要管我，她的督促和安排让我觉得压力非常大。"

"医生，我现在是更年期，我也知道我脾气不好，总是很焦虑，看着孩子这样我更焦虑。你告诉我，我该怎么办？你说我不该管她吗？"妈妈很着急。

我说："我想强调一个观念，那就是先区分一件事——到底是谁的人生课题，如果是自己的人生课题，那就需要自己去面对、去解决；如果是别人的人生课题，那我们最多只能提出建议。之前提到的所有事，包括孩子每天做什么、几点吃饭、吃什么饭、什么时候该睡觉，这些都是孩子的事，应该交给她自己去处理。"

妈妈反驳道："可是她处理不好啊，我说的她也不听。我和她说你现在如果要准备考试，就专心准备，不要想着挣钱；要想玩游戏，就使劲玩，玩够了再去备考。她要是不想考了，那也没有问题，没有人逼她；如果没有考上，以后不当医生了，准备这个考试也是人生的一段经历。可她就是不听，每次都是报名后又不认真学习。"

女儿说："你说的道理我都懂，我有必要解释一下。我报名的时候确实是想要考试的，但是后来发生了一些不方便说的不可控因素，我的身体状态非常差，我大量脱发，频繁失眠。我没有想要欺骗任何人。"

妈妈和女儿说："所以我建议你，每次只专注干一件事。你说你学习，我也没看到你有学习的状态。我就希望你能够玩的时候就尽情玩，学习的时候就专心学习。"

我和妈妈解释道："你的建议很好，也很正确，但是采不采纳，最终是由孩子来决定的，你只有提建议的权力，并没有选择权，选择权在孩子手里。不是你觉得自己的建议正确，孩子就一定要采纳的。孩子是一个独立的个体，她有自主选择的权利。你想替孩子做选择，这是不可能的，这是她的人生课题。而你的人生课题是什么？是去面对这样的孩子，帮她把自己的情绪处理好。在你的心中，有一个理想化的孩子，这个孩子需要完全按照你的要求成长，要么专心学，要么专心玩，作息十分规律。而理想化的孩子和现实的孩子是有差距的，这个差距会让我们感到焦虑，想要改变孩子。但你现在要做的是真真切切地关注现实的孩子是什么样的。她现在其实处在抑郁状态，她有负债的压力，想学但学不进去，还要每天盘算怎么跟家长相处。你要看到现实的孩子的状态，看到她的需要，去想一想你能为她做什么。不要总拿现实的孩子去跟理想化的孩子做对比，否则孩子感受到的就只有压力。"

妈妈说："那就说她负债这件事，我想把这件事揽过来，我来帮她还。"

女儿反驳道："妈，我要再跟你强调一遍，负债是我的课题，这是我欠的钱，跟你没有任何关系，如果我向你寻求帮助，那是另外一回事。但是这件事已经过去半年了，我选择闭口不谈，选择不让你知道，这说明我能分清这是我的课题。无论我怎么去还债，都是我的事。你有你的工作，你就放手去做。我从来没有干涉过你，或者批评你今天什么事情做得不好，你能不能像我对你一样对我！你分清楚理想和现实的差距，不要总是说我的孩子本应该是什么样的！"

"我不要求她找对象结婚，也不要求她能有个好工作，我对她没有任何要求了。医生，难道我让她好好吃饭、好好睡觉，有个健康的身体，这样也不可以吗？我真的很担心她。"妈妈诉苦道。

女儿回应道："请你不要看我几点吃饭、几点睡觉，我不会饿死，也不会困死，只要你别过度干涉我，我就能保证自己过得好。你少关注我一些，不要管得太多，我就能比现在好很多。你一边说我 30 多岁了，一边说我离不开你，你不觉得这样很矛盾吗？我不是小孩，我今年 30 多岁了啊，妈妈！"

女儿的情绪有些激动。

我对妈妈说："健康固然重要，但对于一个处在抑郁状态的人来说，快乐更重要。只要你时刻牢记这一点，你就知道该怎么做了。你看，你为孩子付出了很多心血，但是孩子并不领情，为什么会这样呢？因为她不快乐，你没有用她需要的方式来爱她，而是按照你自己的方式爱她，这让她感到压抑和不开心。抑郁的人的精力少得可怜，她需要保留自己的精力，来完成自己需要做的事情。你做的这一切不也是希望孩子开心吗？"

妈妈说："您这么说我就明白了，我知道该怎么做了，这下我彻底明白了。"

我继续补充道："每个人都在处理自己的人生课题。对孩子来说，吃饭、睡觉、工作和学习都是她自己的事情，让她自己去安排就好了。对妈妈来说，安排好自己的时间，处理好自己的焦虑情绪，不去过度关注孩子的吃饭和睡觉问题，才更重要。当你看到孩子那么晚了还不睡，做好了饭又不吃，报了名又不学习时，可能会有情绪，这些都是人之常情。人不可能没有情绪，你的情绪可以对朋友、亲戚诉说，可以通过去公园里散心来排解，但是唯独不要把自己的情绪传递给孩子。之前你们两个人处在一种共生的状态，互相影响，消耗彼此的精力，如果你把这些精力用在更加有意义的事情上，不是更好吗？"

妈妈说："知道了医生，其实我还挺忙的，我也有很多事情做，以后不管她了。"

我解释道："不是不管她，而是在孩子需要的时候再管她。当孩子向你求助的时候，你要伸出援手；当孩子不需要你的时候，你就不要去干预她。"

妈妈问："您的意思是就做一个旁观者看着她？"

"是的，这种感觉就像孩子小时候学走路，一开始总会跟跟跄跄，走着走着就摔倒了，这时家长一定不能马上过去把他扶起来，更不能扶着他走，而应该在他的身后默默地注视着他，等他自己站起来。孩子看到父母在不远处，他的内心就会充满力量，就可以靠自己克服眼前的困难。当孩子不需要我们的时候，我们就做自己的事情，把自己的生活安排好，把精力放在工作上，多赚钱来改善生活。不要把精力放在两个人之间的消耗上，这没有价值。"

"哈哈，您说得对。好，您这么说我的心里就有底了。我把精力放在自己身上，多赚钱。"妈妈笑了。

女儿说："就是两个字——别管。"

妈妈说："等她主动找我吧，我就不往前凑了。"

说了这么多，我发现，有关孩子父亲的话题一直没有被提起过。在后面的聊天中我得知，孩子的父母早就离婚了，妈妈一个人带着孩子生活，这么多年也没有再嫁人，于是孩子成了妈妈的精神寄托，因此这份爱总是带着很强的控制欲。现在女儿长大了，她不想再当个小孩，想拼命挣脱这一切，想有自己的生活。她想离开妈妈去往更加广阔的世界，而这触发了母亲潜意识里的焦虑，因此她为了不跟女儿分开，需要找到一个在女儿身边的理由，那就是照顾生病的女儿。而女儿再怎么反复解释和表达，她都会选择性地忽视。后来，在为妈妈单独做咨询时，我帮助她意识到了这一点。

其实，所有妈妈都会面临"分离"这一人生课题，只有当父母对孩子的爱指向分离时，这种爱才是无私的爱。孩子如果一直在爸爸妈妈的身边，是很难成长的。有一首歌的歌词这样写道："我的孩子啊，我不知道自己做得够好吗？放手如果是一门功课，妈妈一生没考过。"

在我们成年离开家以后，父母家就变成了我们受伤后疗愈自己的地方，无论在外面漂泊了多少年，每次只要回到父母家，就会感觉自己又做回了孩子。以我自己为例，我的父母身体很好，也还没有退休，我回到父母家可以睡懒觉，醒来就可以吃到妈妈做的饭，没有工作上的事情打扰我。我不用思考任何事情，连吃什么都不用考虑，这段无忧无虑的时光会帮我把"电量"充满，让我有足够的能量去面对生活的琐碎。

爱需要把握好度，过少会让人感觉被忽视，过多则让人感到窒息，只有恰到好处的爱才能让人感到舒适。这种爱如同温暖的阳光，照亮我们的心灵，让我们感受到生命的美好。

恰到好处的爱需要我们理解和尊重他人。每个人都有自己的需求和界限，我们不能把自己的意愿和期望强加于他人。我们要学会倾听他人的声音，理解他人的感受，给予他人足够的空间和自由。

同时，恰到好处的爱也需要我们学会自我控制。我们不能因为自己的渴望和需要而过度依赖他人，也不能因为自己的喜好而无视他人的感受。我们要懂得适可而止，保持独立和自主。

恰到好处的爱更是一种智慧。它需要我们用心去感知、去体验、去领悟。只有通过不断地磨合，我们才能逐渐掌握这种智慧，让爱成为生命中最美好的礼物。

化学中有一个词叫"滴定"，是一种定量分析的手段，也是一种实验操作。它通过两种溶液的定量反应来确定某种溶质的含量，根据指示剂的颜色变化指示滴定终点。放在感情中来说，虽然你是爱对方的，但是你给的不是对方想要的，这就可能会成为对方的负担，就像滴定实验，你要观察对方的反应，如果你的爱让对方暴躁、崩溃，就请赶紧停下来，要么是你爱的方法不对，要么是你的爱过头了！

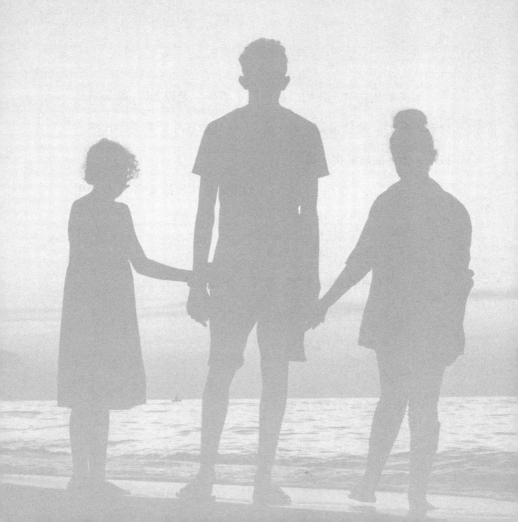

13 从来没有快乐过的"小大人"

▽

今天是儿童节，我的门诊预约了不少"老患者"，都是来复诊和开药的。虽然说是"老患者"，但其中好几个都是十几岁的孩子，他们的病情很平稳。

"可能是天气暖和了以后，人的情绪也比较稳定吧。"我心里想着，叫了下一个患者。进来的是一位40多岁的女士。

"你好，请坐。"我招呼她坐下。

她显得有些拘谨："我第一次来，不知道该怎么说。"

"没关系，不用紧张，你就说说为什么会想到来看心理科吧。"

"就是感觉自己状态不好。"

"哪里不好呢？"

"我就是感觉自己从没有开心过。"

"这种情况出现多久了呢？"

"好像从我记事起，就没有开心过。"说着，她的眼眶泛红，好像马上就要哭出来了，但是她在极力克制。

"想哭你可以哭出来的。"

听我这么说，她就不再忍耐了，眼泪簌簌地落了下来。

哭了一会儿，她向我道歉："对不起，对不起……"

"没关系的，你不用自责，情绪是需要一个发泄出口的，哭也没什么丢人的。"

"谢谢您，哭出来之后确实感觉好多了，我已经很久没有哭过了。"

"你刚才说你从很小的时候就没有开心过了，那童年的时候也没有什么开心的经历吗？"

"是的，我家的情况是这样的，从我小时候开始，爸爸就在外打工，平时不在家，都是我妈妈一个人照顾我。她是一名裁缝，做衣服贴补家用。她每天都很忙，在我的印象里，妈妈几乎很少有时间和我玩，陪我说话。她除了做家务，就是踩缝纫机。后来，在我5岁的时候，弟弟和妹妹陆续出生了，她更忙了，而且脾气越来越暴躁。我帮着妈妈照顾弟弟和妹妹。如果弟弟和妹妹哭了，她就会很烦躁，怪我没有看好他们。我不敢哭，因为哭了妈妈会更生气，还会很凶地和我说'我数3个数，你把眼泪给我憋回去'。"

"你从小就很懂事，听起来像个'小大人'。"我说。

"是的，小时候别的小朋友放了学都可以出去玩。每当看到其他孩子玩耍嬉戏时，我就很难过。他们可以尽情欢笑、肆意打闹，而我则不敢出去玩，我得回家帮妈妈照顾弟弟和妹妹，我要喂他们吃饭，给他们换尿不湿。我知道自己不能任性，不能抱怨，我只能默默地承受一切。"

我代入这个场景想了一下说："你一定很羡慕别的小朋友吧？"

她点了点头："我特别羡慕别的小朋友，羡慕他们有一个无忧无虑的童年，羡慕他们的父母能给他们买好吃的和玩具。"

"长大以后这种情况有好一些吗？"

"我的成绩不太好，加上家庭条件也一般，高中毕业后我就没继续学习了。在我的印象中，我的父母从来没有去学校给我开过家长会，弟弟和妹妹的家长会也都是我去的。老师看到我就指责我的父母不重视孩子的学习，我只能默默承受，也不敢告诉他们，怕他们担心。"

"你为这个家承受了太多，但是在这个家中，好像从来没人在乎过你的感受。"

听到我这么说，她再一次控制不住地哭了起来。

等到她情绪平复了一些，我问道："你现在的生活状态怎么样？有什么影响情绪的问题存在吗？"

"后来我就一直工作，挣了钱也会给家里。我以前没谈过恋爱，在我 26 岁的时候，我妈妈说我年纪大了，得抓紧结婚生孩子了，就给我安排了一个相亲对象，也就是我的前夫。结婚之后没多久，我就发现他酗酒，还经常在外面玩不回家。我们俩经常吵架，我本来以为生了孩子就能解决这个问题，结果没想到他并没有什么改变，对孩子根本不管不问。您说我怎么会这么失败，小的时候不幸福，没有人爱我；长大以后老公也不爱我，他对我做过的那些事我都不好意思说。"

"别人爱你的前提是你要爱自己，那你爱你自己吗？"我问她。

"什么是爱自己呢？"她很困惑。

我好像抑郁了

"爱自己，不是一种自私的行为，而是一种必要的、健康的自我关怀。当我们懂得爱自己时，才会更加珍视自己，更加理解自己的价值，才能散发出一种独特的魅力，吸引他人来爱我们。"

"我懂了，但是我具体该怎么做呢？"她问。

"爱自己就是关注自己的内心感受，做事遵从自己的内心。从很小的事情做起，比如我想买一块二三十元的小蛋糕，可能对我来说它并不便宜，但是我真的很想吃，那我就应该买来吃。"我解释道。

"如果给我儿子买蛋糕，我还能舍得，但我真舍不得给自己买，买了我也会内疚，会自责为什么要花这么多钱买一块小蛋糕，拿这个钱买两斤猪肉多好，全家人都能吃饱。我买一条100多元的裙子都得仔细斟酌，犹豫半天。这么说我好像确实不够爱自己。"她说。

"下次你可以试一试，遇到喜欢的东西就毫不犹豫地把它买下来。不带着内疚地去买，只为哄自己开心。你要把自己当成小孩，重新把自己养一遍。

"其实，过度节俭就是一种不爱自己的表现。如果我们觉得自己配不上世间所有的好东西，那么我们吸引到的人也是不爱我们的人，优秀的、条件好的人都会被我们的潜意识赶走。不爱自己也会让我们错失很多本应该属于自己的机会。"我说。

"您说得太对了，有一次公司要选部门经理，同事甚至领导都觉得我应该担任那个职位，但是我不知道为什么拒绝了那次机会。后来我其实也挺后悔的。听您这么一说，我明白了，可能这就是我内心的不配得感吧。"她感叹道。

"你说你的丈夫伤害了你，他做了什么事呢？你愿意讲讲吗？如果不愿意说也没关系。"我说。

她说："其实也没什么，就是他出轨了，甚至还把别的女人带到家里。正好那天我不舒服提前回家，被我撞见了。我考虑到孩子还小，于是选择原谅他，没跟他离婚。但是这些年他并没有收敛，我们的夫妻关系名存实亡。"

看来从小委曲求全、处处忍让的性格也为她不幸的婚姻埋下了伏笔。

我想了想，说："别人对你造成的伤害都是经过你允许的，说允许可能不恰当，但确实是你在某种程度上默许了它的存在。比如当你面对别人的指责或嘲笑时，如果选择了沉默或忍受，在对方看来就等于"我可以这样做，她不会反抗"，这样的态度等同于向对方敞开一扇大门，邀请他们继续向你施加伤害。当然，我们也不能忽视自己的内心。很多时候，我们之所以默许别人的伤害，是因为内心深处存在某种恐惧或不安。我们害怕由此带来的变化是我们从没有经历过的，因此不由自主地选择了重复过去的痛苦，这让我们感到安全。我们害怕冲突，害怕失去，害怕被孤立，这些恐惧让我们在面对伤害时选择了逃避和忍受。但是，真正的成长和强大，来自敢于面对恐惧和挑战。我们需要学会正视自己的内心，勇敢地面对那些让我们感到不安的事情。只有这样，我们才能真正地保护自己，不再轻易地被别人的伤害影响。

在面对别人的伤害时，请记住，你拥有选择的权力。你可以选择默许，也可以选择反抗。而真正的强大，是你敢于选择自己的道路，保护自己的内心。如果我们是爱自己的，就不会允许自己受这样的委屈，别人也就无法反复地伤害我们了。"

"不过现在我已经离婚了，自己开了一家花店。我喜欢花，摆弄花的时候我感觉内心很平静，我不喜欢跟人接触。"她说。

"你做得很好呀，这就是爱自己的表现。遵从自己的内心，尊重自己的感受，拒绝和远离消耗自己的人和事。"

"谢谢您给我讲了这么多，我感觉好多了。"

我看了一眼墙上的时钟，不知不觉已经超时 15 分钟了。她也注意到我看时间的动作，有些局促地说道："我是不是占用您太多时间了，那个……我还能再问问您我孩子的事情吗？"

我看了一下电脑，发现后面的病人并不多，便说："当然可以。"

"我的孩子今年要高考了，他有点儿厌学，经常玩手机。他的状态让我很着急。他现在不怎么理我，经常把房间门关上，躲在房间里，也不知道他在里面干什么。其实我对他特别好，我小时候遭受过苦难，不想让孩子像我一样。不过可能也是我管得有点儿多了，因为自己小时候就没人管，所以我特别想管我孩子。儿子上高中以后，我们的关系就不太好了，他总是刻意地躲着我。"她说。

"这个时期的孩子确实有这样的心理特点。他们渴望独立自主，又要依附于父母。当我们意识到孩子不愿意理我们的时候，确实会感到失落与难过。但是，我们要搞清楚这到底是孩子的需求还是我们自己的需求。

"爱别人的前提也是爱自己。当你足够爱自己时，你才能看到别人的需求。你对别人的爱将是一种自然而然的状态，不会对别人有很高的要求，也不会有很多的期待。这时，你才能站在对方的角度，真正地看到对方遇到的问题。你看到的孩子玩手机的现象，实际上可能是他应对当前巨大压力和焦虑的一种方式。如果我们贸然干预，势必会遭到孩子的反感。你现在需要处理的是你看到孩子厌学问题时候的焦虑情绪，这种焦虑情绪需要你自己去处理，而不要让孩子替你处理你。"我说。

"我现在确实很焦虑。那我应该怎么做呢？就不管他了？"她问我。

"孩子的成绩有明显下滑吗？"

"这倒没有。"

"关于学业问题，孩子有向你寻求帮助吗？"

"也没有。"

"既然没有严重的现实问题出现，那么所有的焦虑情绪可能都是你的一些担忧的想法带来的，你可以通过投身于工作、与亲戚朋友聊天、运动等各种各样的方式去处理自己的焦虑情绪，但是唯独不要通过干预孩子来处理。你的盲目干预会导致孩子的压力更大，并引起他的抵触情绪，这样他的厌学情绪会进一步加重，会更烦躁。当他做不下去任何事情时，他就只能通过玩手机来消除负面情绪，而这又会加重你的焦虑情绪。"

"看来我之前真的做错了好多事，我还以为自己做得够好了。"她叹了口气说道。

"没有满分的父母，我们的目标是达到及格水平，大家都是第一次做父母，能做到你这样已经很不错了。"我安慰道。

"谢谢您，您能帮我开点儿药吗？我想尽快调整过来。"她问我。

后来，我又给她做了相关的检查和心理测评。测评结果显示，她是中度焦虑和中度抑郁。我给她开了两周的药进行抗抑郁和抗焦虑治疗，并且叮嘱她两周以后过来复诊。走之前，她说："您还有什么要嘱咐我的吗？"

"关于孩子当前的问题，如果你不知道怎么去干预，那么不干预也是一种办法。"我想了想说，"还有，祝你儿童节快乐，做一个快乐的'小大人'。"

两周以后，她来复诊了，精神状态比原来好了很多。

"我感觉自己好多了，好像从来没有这么开心过。"她说，"我按照您说的做了，给自己买了一套新衣服。我要好好爱自己，把自己重新养大一遍。"

但是，对于自己不完整且缺少幸福的童年，她仍然解不开心结。正巧，当时科室里在推广内观疗法，我觉得她的情况非常适合使用这种疗法。

这位女士通过内观疗法，回忆起了自己的童年并不是之前自己所认为的那样痛苦，还是有很多开心的经历的，比如父亲赶着毛驴车带着她和弟弟妹妹去赶集；到了冬天，母亲会亲手给她做厚厚的棉裤……很多记忆只是被尘封了，但并没有消失，这让她确认父母是爱她的，最终她和过去的自己和解了。

这让我想起了一部电影——《哈尔的移动城堡》，电影里的女主角苏菲，是个负责任的姑娘。她接手了家里的帽子店，虽然这不是她最热衷的事，但作为家中的长女，她觉得这是她应该做的。当其他人都在外面玩得开心时，她选择留在店里继续工作。但在心底，她也渴望可以像其他少女一样到处玩耍。这个 18 岁女孩的人生似乎早已被预见。如果一个人不能为所爱而活，做自己想做的事，那人生便已无悬念。后来苏菲被诅咒，变成了 90 岁的模样。

妹妹对苏菲说："自己的事情要靠自己决定。"或许这就是破解诅咒的秘诀。每当苏菲做着不得不做的事情，或者遭受挫折、感到失落或担忧时，她的脸庞就会迅速苍老。在梦里，她变回了年轻时的样子，可以无所顾忌地做自己想做的事，不必担心后果。当苏菲的心中充满对爱情的向往和对未来的期盼时，她也会回到年轻时的样子。

故事告诉我们，只有勇敢地为所爱而活，活出自己想要的人生，才是真正的年轻。

老话说："三岁看小，七岁看老"。这句古训似乎是对人生发展的一种预见性总结，虽然显得过于武断，但也不是完全没有道理的。孩子们的一些天性，比如活泼好动或是内向害羞在他们小时候会完全展现出来，原生家庭对孩子的影响在这个阶段也是最大的，孩子长大以后的事业发展、亲密关系等也与这个阶段所受影响息息相关。"小大人"指的是语言和行为像大人的小孩子，他们往往比较懂事和过早成熟。客观来讲，懂事并不是一个褒义词，虽然这代表着孩子好管理，让父母省心，但同时这也意味着孩子压抑了自己的天性。这样的孩子习惯不表达情绪和诉求，也是抑郁的高发人群之一。

生活中有很多这样的"小大人"，有的人会出于家庭责任感和社会责任感，想要扮演好自己的角色，但是他们的内心非常抗拒，无法协调统一，日常的生活和工作都会让他们处于长期压抑的状态，最终可能会出现抑郁的情况。

我们时常在生活的压力下，不自觉地披上了成人的外衣，学会了冷静、理智地应对各种问题。我们学会了如何面对困境，如何在复杂的人际关系中周旋，如何在竞争激烈的社会中立足。我们逐渐习惯了用成人的方式思考问题，用成人的标准衡量自己和他人。

然而，在成人的外衣下，我们的内心其实还住着一个孩子。

那个孩子天真无邪，对世界充满好奇，喜欢追逐梦想，热爱自由和探索。他不怕失败，不畏惧困难，拥有满腔的热情和无尽的想象力。

这个孩子是我们生命中最宝贵的存在。他让我们保持对生活的热爱，让我们在忙碌和压力中找到乐趣和动力。他让我们明白，无论我们年龄有多大，内心都可以保持纯真和善良。

当我们努力扮演着大人的角色时，也不要忘记自己的内心深处也住着一个无忧无虑的孩子。让我们时常回归内心，聆听这个孩子的声音，让他引导我们找回生活的乐趣和意义。

内观疗法

内观疗法（NaiKan Therapy）是一种独特的心理治疗方法，由日本学者吉本伊信提出，旨在帮助个体通过深度反思和自我觉察，达到内心的平和与疗愈。此疗法强调对过去行为的审视，尤其是对自己在人际关系中的行为表现进行深刻反思，以此来寻找心灵的平衡点。

在内观疗法中，个体被引导去回顾自己的一生，特别是那些与亲人、朋友、同事等他人的交往经历。通过细致入微地审视这些经历，个体逐渐发现自己在人际交往中的盲点，以及可能给他人带来的伤害或负面影响。这种自我觉察的过程，虽然往往伴随着强烈的情感体验，如愧疚、自责、悲伤等，但同时也孕育着成长的种子。

内观疗法不只是一个简单的反思过程，还是一个逐步转变个体心态和价值观的过程。在深入反思的过程中，个体开始认识到自己的局限性和不足，逐渐放下过去的执念和偏见，以更加宽容的心态面对和理解自己及他人。这种转变不仅有助于缓解个体的心理问题，还能提升其在人际交往中的能力和智慧。

此外，内观疗法还强调个体在反思过程中的自我接纳和宽恕。它鼓励个体勇敢地面对自己的过去，承认自己的错误和不足，并尝试从中汲取教训。通过这一过程，个体能够逐渐摆脱过去的阴影，实现内心的自由与升华。

14 允许别人做别人，
允许自己做自己

▼

"来，进来！"一个男孩在妈妈的吼叫和推搡中走进了我的诊室。"医生，我要被这个孩子逼疯了，你快看看他有什么毛病？"

我对着男孩说："请坐，你遇到什么问题了？"

男孩支支吾吾，欲言又止，不断地叹气。

"要不你先在外面等一等？我跟孩子单独聊聊。"我对男孩妈妈说。

"好，医生。你好好跟他聊一聊。"男孩妈妈回答道。然后转头又对儿子说："你把你的情况都跟医生说说，实话实说。"接着她又强调了一遍，才走出了诊室。

"说说吧。"我对男孩微笑着说。

"就是……我最近不去上学了。"男孩说。

"哦？为什么不去上学呢？"我问。

"我在学校里待不下去，一去学校我就身体不舒服，感觉心脏跳得厉害，喘不上气。"男孩回答道。

"这种情况持续多长时间了？有什么原因吗？"我继续问。

"差不多有半年了吧，也没什么原因。硬要说的话，可能是有一次我爸妈吵架，吵完之后我妈觉得活着没什么意思，就想到了死。她对我说，等妈妈死了，你就把妈妈的骨灰撒进大海吧。我当时听了以后吓得不行，哭了。从那以后，我就不怎么爱说话了，以前我挺活泼开朗的。现在我晚上经常失眠，心脏总是怦怦跳，几乎得到凌晨三四点才能睡着。这样一来，我早上就起不来了。白天上学的时候特别困，听不进去课，脾气也越来越暴躁。"

听到这里，男孩厌学的原因已经初步浮现。我在门诊接诊了几千个孩子厌学的家庭。我发现，大多数孩子都很清楚自己遇到了什么问题，知道自己为什么不愿意去上学，或者在我的引导下能说清楚缘由。但很多时候他们没有办法向家长表达，家长也看不到孩子厌学的原因，反而认为是孩子不努力、太矫情、太叛逆等，双方的敌对情绪严重，没有共同解决问题的能力。

"刚刚你和妈妈进来的时候，我看到是她推着你进来的，其实你并不是很想来，对吗？"我问男孩。

男孩回答道："她总说我有问题，说我爸有问题，我觉得最有问题的是她。"

"那你觉得她有什么问题呢？"我有点儿好奇。

"我妈特别强势，嫌弃我爸挣钱少。她说我跟我爸一样不求上进。她看什么都不顺眼，让我们什么都得听她的，只要不听她的，她就会在家里大发脾气。"

所有症状都是表象，背后都是关系出了问题。要想解决这对母子的问题，一定要先改善他们的关系，让母子关系回到平和的状态。于是，我问他："看来你跟妈妈的关系比较紧张，你们一直都是这样的吗？"

"也不是一直都这样。1 岁以后我一直在奶奶家生活，爸爸妈妈都忙着自己的事业。奶奶一直带我生活到 7 岁，父母偶尔过来看我。在奶奶家的那段日子是我人生中最快乐的时光。到了上学的年龄，他们就把我接回到了身边。我小时候比较淘气，整天在家里东跑西颠，把家里抽屉和柜子里的东西都掏出来，把屋子弄得乱七八糟。妈妈很烦我，就让我提前一年上学了。上小学以后，我连拼音都背不下来，妈妈以为我不用心，不由分说地打了我两个耳光，逼着我把拼音写了 7 遍。但是每一遍我都会写错，每错一处她就打我一个耳光。"说着说着，男孩的眼泪就流了下来。"其实那个时候我就开始讨厌上学了，我害怕学习不好惹妈妈生气。每次考试时，我都会感到非常恐惧，尤其是考得不好的时候。我记得有一次，老师让家长在试卷上签名，我害怕妈妈看到我的成绩后发火，就偷偷把卷子藏了起来。老师发现我的试卷没有家长的签名，就打电话给我妈妈。妈妈知道了以后特别生气，说我是一个不诚实的孩子，说我撒谎。她还不断地斥责我说，你看别人家的孩子成绩有多好，再看看你的成绩！她总是不断地拿我和别人家的孩子做比较。有一次我实在受不了了，就对她喊，你不是一个好妈妈，你把我毁了，谁好你就让谁给你当儿子吧！"

看来矛盾还是出在学习上。孩子在学龄前，父母对他基本上是没有要求的，只觉得他可爱，怎么看怎么喜欢。这时，没有同龄人之间学业上的竞争压力，家长的内心也不焦虑。但是，随着孩子开始上学，有了学业上的竞争压力后，家长也会不自觉地将自家孩子与其他孩子进行比较。一旦发现别人家的孩子做得好，就会担心自己的孩子落后。于是，家长开始给孩子施压。一旦孩子达不到自己的要求，家长就会更加焦虑。这位男孩的妈妈便是如此。再加上她自己的性格比较强势，强势的人都有一个特点——对别人要求比较高，这在本质上是由于他们对自我的要求也比较高。但是，没有人是完美的，他们只能把自己不完美的、不愿意接纳的一面投射给孩子，把对自己的愤怒转移到孩子身上。比如在辅导孩子做作业的时候，自己没有能力教会孩子，就开始指责孩子："你怎么这么笨？教了这么多遍还不会！"把对自己的无能为力投射出去，他们就觉得舒服了，而他们往往意识不到这种情况。

"看来你跟妈妈之间存在一些矛盾，你跟她说过自己内心的这些委屈吗？"我问他。

"说了也没有用。她不会改。"男孩擦了擦眼泪。虽然嘴上这样说，但是我知道，他的内心还是希望现在这种情况能够有所改变的。

"这样吧，我跟你妈妈沟通一下，帮助她意识到自己身上的一些问题。医生说的话，家长还是比较愿意听的。"我对男孩说。

"好。"男孩儿点了点头。

"你先出去做测评吧，把你妈妈叫进来，我跟她聊一聊。"

男孩转身出去把妈妈叫了进来。

男孩妈妈说："你好，医生。他都跟你说了吧？这个孩子现在厌学情绪非常严重，每次到校上半天课就请假回家了。现在他马上就上初三了，人家都在抓紧时间复习，他倒好，不知道努力，成天就知道玩手机。一玩就玩到半夜，晚上不睡，早上不起，上课就睡觉。老师经常给我打电话告状，我现在一看到老师打来的电话，就心惊胆战。我真是要被这个孩子折磨疯了。"

"那你有没有想过？孩子为什么会这样呢？"我问。

"他玩手机上瘾，不思进取，随他爸了。"男孩妈妈愤愤地说道。

"也许从你的角度来看，是这样的，但是从孩子的角度来看，可能另有原因。大多数厌学的孩子并不是不想上学，而是想上但上不了。他们要么身体难受，要么内心烦躁。出现这种情况，其实都是他们遇到了一些自己解决不了的问题。但是，孩子没有办法跟家长有效沟通这些问题，导致家长对孩子有很多误解。就拿玩手机这件事来说，我跟很多孩子聊过，玩手机并不是因为手机有多么吸引他们，也不是因为他们沉迷游戏无法自拔，而是因为不能去上学，自己的内心很焦躁，回到家里还要面对家长给的压力，于是，手机就成了他们跟外界互动的唯一窗口，也成了跟自己互动的唯一途径。玩手机可以缓解他们内心的焦虑。让一个在焦虑状态下的人去学习是不切实际的。除了玩手机，他们不知道还能干些什么。玩手机并没有给他们带来多少快乐，只是为了消磨时间，这是缓解内心焦虑的一种方式。"

男孩妈妈听完，点了点头表示认同。看着男孩妈妈的情绪有所缓和，我把刚才跟孩子了解到的情况对男孩妈妈说了。还好，这位妈妈是懂得反思的，她也意识到自己的脾气和婚姻给孩子带来的影响。而男孩妈妈会这样，和她的成长经历有很大关系。

这位妈妈从小就特别要强。她在家里排行老二。小时候家庭条件困难，无法供所有孩子上学。初三那一年，她生了一场病，导致考试没有考好。本来她想复读一年，但是她妈妈说家里的条件不允许，希望她能够辍学帮家里干农活。虽然心有不甘，但是她考虑到整个家庭的情况，还是选择了退学。但她又不甘心就此放弃，于是决定外出打工。

一个还没有成年的小姑娘，自己一个人在外面打拼，可想而知有多么艰难。后来，她遇到了现在的丈夫。她的丈夫其貌不扬，各方面条件也很一般。起初，她并不是很喜欢这个男人，但是一个人在外面无依无靠，很需要有一个人能够照顾自己，于是她就和这个男人在一起了。在一起之后没多久，两人就结婚生孩子了。丈夫对她非常好，细心照顾她的生活。但她还是不甘心过平平淡淡的生活。

她非常上进，开了一家美容院。而她的丈夫则是出租车司机，她的收入远超她的丈夫。她的性格也非常强势，觉得男人就应该顶天立地、事业有成，否则就不算是男人。但是，她的丈夫一直处于"躺平"的状态，觉得每个月的收入够花就好。为此，两个人没少吵架，她还会用冷暴力惩罚丈夫。

后来，孩子长大了，要上学了，她觉得指望不上丈夫，就把全部心思放到了培养孩子上。在孩子的整个小学阶段，她每天下了班之后就辅导孩子功课。她对孩子的要求很高，孩子的周末都是在辅导班里度过的。孩子的童年不仅没有自由，没有鼓励，缺少关爱和理解，还要承受妈妈的打骂和责备，这为孩子日后的厌学埋下了伏笔。

说到这里，她也开始反思了。她发现，自己是把完成学业的梦想强加到了孩子身上，压得孩子喘不过气来。她认为，是自己小的时候没有条件学习，才导致了现在"不成功"的人生，她对自己现在的生活感到不满意。而孩子的条件比自己好多了，不仅不用发愁学费，周末还可以上辅导班，他有什么理由不好好学习呢？

男孩在上初一的时候，成绩提升了很多。有一次，男孩得了阑尾炎要做手术。男孩眼含着泪问医生这个手术需要休息多长时间才能上学，需要花多少钱。当时她愣住了，不明白男孩为什么这么担心钱的问题。后来她才明白，是从男孩小时候开始，她就秉持着"男孩要穷养"的观念教育他。每次男孩和她要东西的时候，她都会说没钱，而且常常抱怨男孩爸爸挣钱少。这让男孩承受了很多在他这个年纪不该承受的压力。

这时，男孩做完了心理测评，走了进来。结果显示，他有重度抑郁和重度焦虑，还存在注意力缺陷和多动的问题。我给男孩开了一些调节情绪和改善注意力的药物，并且嘱咐了男孩妈妈一些注意事项。男孩妈妈认识到了厌学背后的问题，她坚信自己有能力帮助孩子走出抑郁。

再次见到男孩妈妈是在一个多月以后。这次男孩没有来，她来替孩子咨询和取药。她反馈说："孩子吃了一个月的药，情绪和睡眠都好转了一些。于是，我又开始逼着孩子去上学。在我心里，没有什么事比学习更重要了。起初孩子还坚持了几天，后来又开始频繁请假。有一天早晨，他到校刚上了一节课，就给我打电话让我把他接回家。我真是控制不住情绪，把他接回来后，对他破口大骂。那时候，我把积压了许久的情绪都发泄给了孩子。我当时觉得他就是一个没有梦想、不求上进的孩子，我无比厌恶他不上学的行为。我还错把孩子和他爸爸画了等号，用言语攻击他们。之后，我就摔门而去，也没看孩子的反应。那天中午，内心的不安催促我回了家。回到家之后，我看见孩子躺在床上，心里更是火上浇油。我心想，这个孩子真是油盐不进，在家里除了打游戏就是睡觉，一点儿书都不看。他当时蒙着被子，我掀起他的被子，本来想再数落他一顿，但是我发现孩子脸色苍白。我猛地冲到了枕头边，发现孩子把一瓶安眠药都吃了。那一瞬间，我所有的愤怒都化为乌有，大脑里一片空白。我急忙把孩子送到医院抢救。那一刻我才开始后悔，怎么会把一个好好的孩子逼成这样。我不断地自责，看到孩子躺在病床上，我的眼泪止不住地流。那一刻我才醒悟，我真的不是一个好妈妈。白天店里还有顾客，只能让他爸爸来陪他。孩子醒来的第二天我去探视，孩子躺在床上用微弱的声音对我说'妈妈，你不是说我已经长大了吗'。孩子只对我说了这样一句话，我们母子看着对方泣不成声，我的内心充斥着自责和懊悔。"

我建议她等到男孩出院以后，再进行系统的治疗，男孩需要按时服药，同时接受家庭治疗。在系统的治疗之后，妈妈也意识到，原来孩子没有错，错的是她自己，是她作为成年人的认知出了错，用打骂、责备的方式教育孩子。孩子需要的是陪伴，是呵护，是支持，是理解，是温暖和慈爱。她开始一点点地改变自己，不再和丈夫争吵，不再控制孩子。当男孩出现抑郁症状的时候，想睡多久就睡多久，想什么时候吃饭就什么时候吃饭，尊重孩子的选择，也不再干涉孩子和小伙伴们玩。

经历了两年的时间，男孩终于走出了抑郁，笑容又开始出现在他的脸上，作息也恢复了正常。不过，这个男孩最后没有回学校读书，而是选择了到离家千里之外的城市学习美发技术。

男孩外出学习已经快一年了，在这一年里，妈妈给他的是关心、鼓励和支持，不再是往日的唠叨和控制。每当男孩面临选择时，妈妈都会把选择权交给他，而男孩也变成了一个阳光开朗的大孩子。他变得懂得关心妈妈，也敢于表达对妈妈的爱。而妈妈也把对男孩的情感寄托放到了自己的事业上，把美容院经营得越来越好。但是，这样的拼搏也给她带来了身体上的困扰。由于工作时总是坐着并抬着手臂，她患上了严重的腰肌劳损，两条胳膊也已经无法自由活动了，只好去北京做手术。在治疗期间，丈夫

我好像抑郁了

无微不至的照顾让她再次感受到了爱，也意识到了丈夫身上的优点，想起了正是这种温暖的感觉才让她选择与他相伴一生。现在，她已经重新把自己的情感寄托放到了丈夫身上，也开始慢慢做回了自己。

在咨询结束一年后，男孩妈妈对我说："秦医生，我写了一封信给您，可以放在您写的这本书里。"

下面的内容就节选自男孩妈妈写给我的信。

时光匆匆，每当回想起孩子的成长历程时，我的内心就无比惭愧，是孩子用极端的方式唤醒了我。孩子的成长需要陪伴和关爱，需要父母倾听他们的心声，需要父母的鼓励和支持，需要父母的理解和尊重。同时，孩子的成长需要家庭的和睦与温馨，一个争吵的家庭无法培养出情绪稳定的孩子。高认知的父母才能培养出高认知的孩子。

最后，祝愿天下所有父母都能给你们的孩子陪伴、慈爱、启蒙和引导，而不是指责、谩骂、诋毁和控制孩子，不要将过高的期望施加于孩子幼小的心灵上。

　　"允许别人做别人，允许自己做自己"，这句话不只适用于成年人之间，同样也适用于父母与孩子之间。允许孩子做他自己的主人，尊重孩子的选择。

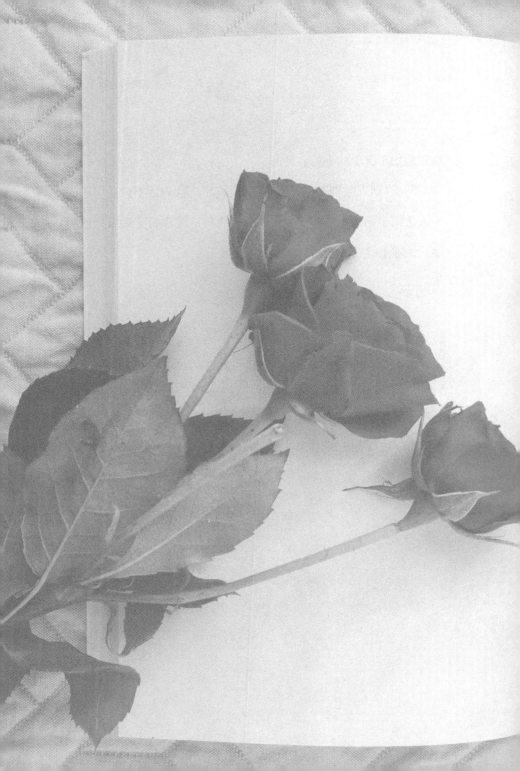

15 爱的最高境界是爱上自己

今年 6 月的青岛并不算热，一方面原因是受海洋环境的影响，另一方面原因是今年雨水很多，整体气温维持在 20 多摄氏度。今天又下起了雨，天气格外凉爽；通常在雨天，患者也会相对较少。我早早地来到诊室，开始了新一天的工作。打开工作站，我发现目前只预约了不到 10 个人。

"您好，这里是心理门诊吗？"说话的是一位姑娘，年龄看起来在 20 岁左右，虽然化着淡淡的妆，但还是能看出来她很憔悴，眼睛也是红红的。

"是的，请进。"我说。

"这是我第一次来这里，最近我感到心情很压抑，每天都感觉心里空荡荡的。睡眠也不太好，通常要到凌晨两三点才能入睡，而且很容易醒来。我也不怎么爱吃饭，每天都是勉强自己吃一点儿东西。"女孩说。

"这种情况持续多久了？"我问。

"大概一个月了吧。"女孩想了想说。

"一个月前发生了什么事吗？有什么原因或者诱因吗？"我问。

"跟男朋友分手了，但没彻底分手，可能就是因为这件事情。"

"谈了很久吗？"

"两三年了。"

"那恋爱时间蛮久的，分手的原因是什么？"

"这个说来话长，我这次来就是想让您给我开点助眠的药，我感觉要是再睡不着，我就要崩溃了。"

"可以的，没有问题。"看来女孩并不想过多谈论感情方面的事，那么我就先满足她的诉求。"除了睡眠问题，我看到你的情绪也十分不好，可能有抑郁的倾向，一会儿我们先做个心理测评，如果达到了一定的标准，我们可以进行干预。失眠有可能是抑郁的一个症状，那样的话，单纯治疗失眠的效果不好，容易反复。"

女孩点点头表示同意。过了一会儿，她拿着心理测评的结果回来了，眼神带有一些紧张。

"结果显示我有重度抑郁和中度焦虑，您帮我看看，严重吗？"女孩问。

我说："你刚刚跟我讲的情绪状态，是持续的吗？"女孩没有说话，显然没有理解我的意思。我解释道："就是这一个月，每一天且每天的大多数时间都是这样吗？"

"好像也不是，男朋友理我的时候，我就没有这些情绪；吵架的时候，如果他不哄我，我们继续吵下去，就会这样。"女孩说道。

"这种状态有没有持续超过两周？"我问。

"那应该没有。"女孩回答道。

"那你不用太担心，这只是一时的情绪问题。你处在焦虑抑郁的状态之中，但这并不代表现在已经得了抑郁症或者焦虑症，目前的状态只是抑郁症和焦虑症的一种前期表现，还是要及时调整。"听我说完，女孩明显松了一口气："那我该怎么办呢？"

"可以先用一些助眠的药物，保证充足的睡眠，养足精神，这样才有精力去处理感情问题。如果你不知道怎么做，可以预约心理治疗门诊，也就是通过心理咨询的方式，从根源上解决问题。"

"好的，您先帮我开药吧，我回去再跟男朋友沟通试试，如果还是不行，我再约您做心理咨询。"

"好的。"

爱情很美好。从情窦初开时，我们就对爱情充满了向往。但是，长大之后，我们才知道爱情不仅有甜蜜的陪伴，还有争吵，两人需要不断磨合，最终选择在一起或者分开。因此，爱情是幸福与痛苦的结合体。如果你以为甜蜜是爱情的全部，那你可能要失望了。

爱情会受到时代背景、文化和价值观的影响。还记得在小时候看的电视剧中，男女主角大多对彼此一往情深，那是我们爱情的启蒙。而前不久很火的一部电视剧《玫瑰的故事》，讲述了女主角在人生的不同阶段，遇到了不同的伴侣和爱情，这似乎更符合当下大众对于情感的态度，即在追求美好爱情的时候，要**敢于直面内心的感受，活出真正的自我**。

在民政部官方网站发布的《2023 年 4 季度民政统计数据》中，2023 年全国范围内的结婚登记数量达到了 768.0 万对，而离婚登记数量为 259.3 万对。这一数据反映了当前婚姻面临的变化和挑战。

越来越多的年轻人不想结婚，他们觉得自己无法长期经营一段感情，爱情会止步于磨合阶段，而这与很多因素有关，包括社会、时代背景、文化等外部因素，而其中的决定性因素是依恋类型。

上文提到的女孩就是焦虑型依恋，而她的男朋友则是回避型依恋。再次见到女孩已经是一个月后了，她预约了我的心理咨询。她告诉我，在这一个月中，他们曾经反复尝试沟通，但是每次都是不欢而散。

"你们主要的矛盾点在哪里呢？"我问。

"每次在我生气的时候，他就不说话，也不哄我，甚至有时比我还生气。我怕他生气，最后反过来变成了我哄他，可他总是表现得无动于衷。"女孩说道。

"似乎在这段感情中总是你在委曲求全和努力维系关系。"我说。

"是的，他遇到问题总是想要逃避，其他缺点我都可以接受，就是受不了他一遇到问题就不说话，不积极解决问题，这种冷暴力让我很难受。"女孩哭着说。

"那你告诉过他该怎么做吗？"我说。

"告诉过，我明确表达过我的诉求，我说他只要在我有情绪的时候抱抱我就好了。他总说我控制他，实际上我不敢对他有任何要求。我没有向他要过什么礼物，也没有让他为我做过什么事情。我真是不知道该怎么做了。"女孩越说越伤心。

"那他的诉求是什么？你是否清楚呢？"我问。

"他说他想一个人待着，想静一静，自己去处理情绪，等他情绪平复了再来找我。"女孩说。

"那你是怎么做的呢？"我问。

"我肯定不忍心让他一个人难过啊，我就一直哄他，跟他道歉。他躺在床上，我就蹲在地上，边哭边安慰他，祈求他的原谅，但是他无动于衷地打了两小时游戏。"

"后来呢，是怎么收场的？"我问。

"他打完游戏就没有那么生气了。他让我站起来，开始跟我说话，我们又和好了。但是每次都这样，我感觉心太累了，我快要支撑不下去了。"

"你有没有意识到，你们虽然都表达了自己的诉求，但是都没有满足对方的诉求，依然按照自己的方式来处理问题？他说想静静，但是你偏偏不给他留私人空间；你想要他接住你的情绪，但是每次他都躲开。"我说。

"您这样说我就意识到了，好像是这样的。"女孩平复了一下情绪说，"那为什么会这样呢？"

"实际上，这和你们的依恋类型有关。你是焦虑型依恋，而你的男朋友是回避型依恋。"我说，"焦虑型依恋和回避型依恋这两种依恋方式，在情感的世界里，仿佛是注定的冤家，要经历一场又一场的博弈。

"焦虑型依恋者，内心深处对爱情充满了渴望，他们渴望被爱，渴望被关注，却常常因过于担心失去而变得焦虑不安。他们需要时刻感受到对方的存在，需要对方的肯定和回应，否则就会陷入无尽的担忧和痛苦。而回避型依恋者，则因过去的伤害或者不安全感，而选择逃避和疏离。他们害怕被伤害，害怕被束缚，因此常常选择退缩，选择独自面对世界。

"当焦虑型依恋者和回避型依恋者相遇时，一开始他们可能是相互吸引的。焦虑型依恋者的热情和关注，让回避型依恋者感到被理解和接纳；而回避型依恋者的独立和冷静，又让焦虑型依恋者感到安心和放松。然而，随着时间的推移，他们的矛盾和冲突也会逐渐显现出来。焦虑型依恋者渴望更多的关注和回应，而回避型依恋者却退缩得更多；焦虑型依恋者试图靠近，而回避型依恋者却在逃避。这样的相爱相杀，让他们的关系陷入了一个又一个死循环。

"然而，这并不意味着他们无法走出这个死循环。只有当他们愿意面对自己的问题，愿意理解和接纳对方的问题时，他们才能找到真正的解决之道。焦虑型依恋者需要学会信任，学会放手，给回避型依恋者足够的空间和自由；而回避型依恋者则需要学会表达，学会沟通，给焦虑型依恋者足够的安全感和关注。只有这样，他们才能真正地相互理解、相互支持，脱离相爱相杀的状态，走向真正的爱情。"

女孩陷入了沉思，过了一会儿说："看来我们对自己和对方的了解都太少了，确实我也感觉我们处在一种追逃模式的死循环中，我在追，他在逃。那么，为什么我们会形成这样的依恋类型呢？为什么我是焦虑型依恋？"

"这就和原生家庭有关了，你小时候有没有产生过被父母抛弃的恐惧？"我问。

"有！那是我童年的噩梦。小时候父母吵架，可能是不想让我看见，就让我出门，但我出了门也不知道去哪里，就一边担心他们不要我了，一边在外面闲逛。这样的事发生过好几次。我记得有一次，我出去玩，回家晚了，比父母给我规定的回家时间晚了将近一小时。我刚进家门，就察觉到爸爸妈妈生气了，他们好像刚吵完架，看到我回来，又把我赶出去了。"说到这里，女孩又哽咽了。

"这就是你形成焦虑型依恋的主要原因，因此你害怕和他吵架，更害怕他不要你是吗？"我说。

女孩用力地点了点头。我继续说："其实对方可能并没有想跟你分开，但是你识别到了被抛弃的危险，表现得十分激动和不理智，导致对方接不住你的情绪，就想要逃离。回避型依恋者最怕处理别人的情绪，他们对自己的情绪也不处理，而是该做什么就做什么，似乎这样就感受不到痛苦。他们就像有一个开关一样，将所有不好的情绪隔离，保证日常生活能够正常进行。而这也和他的原生家庭有关，回避型依恋者通常在童年时期有过被忽视的经历。这种忽视可能来自父母或其他家庭成员，导致他们在成长过程中缺乏关注和关爱。这种经历使他们成为回避型依恋者，难以建立稳定的人际关系。

"他们在童年时期，经常感到孤独和被遗弃。这种感觉来自父母的冷漠、忽视或过度批评。他们可能经常被放在次要位置，导致他们觉得自己不被重视和关心。这种忽视表现为父母忙于工作、只关注他们的学业而忽视他们的心理需求。

"由于这种忽视，回避型依恋者在成长过程中逐渐变得独立，他们学会了独自处理情绪和问题，因为他们认为没有人可以依靠。这种独立性使他们在成年后变得坚强和自主，但也可能导致他们在建立亲密关系时遇到困难。

"回避型依恋者在童年时期经历了情感上的忽视，这使得他们在成长过程中难以信任他人。他们害怕被伤害或被利用，因此选择了回避人际关系。这种回避表现为对亲密关系的抗拒、对人际交往的冷漠或对承诺的恐惧等。

"总体来说，回避型依恋者的童年经历充满了被忽视的感受。这种忽视影响了他们的依恋类型，使他们难以建立稳定和亲密的人际关系。这种经历既使他们在成长过程中变得独立和坚强，也使他们在维持亲密关系时面临相当大的困难。"

"是这样的，医生。我记得他跟我说过，他小时候父亲外出打工，常年不在家。母亲是一名裁缝，在家里照顾他的同时接一些做服装的工作。他母亲吃苦耐劳，每天除了吃饭和睡觉，大部分时间都坐在缝纫机前工作。即使他和妈妈分享学校里发生的好玩的事情，妈妈也不会理他，还一直紧皱着眉头，就像听不到一样。慢慢地，他就不怎么跟妈妈说这些事情了，因为他觉得妈妈对这些事情不感兴趣。还有就是，他的家庭条件并不好，小学毕业的时候，同学们都会在毕业纪念册上互相留言，纪念册从四五元的到二三十元的都有，当时他想买一本 7 元的纪念册，向妈妈要钱，结果妈妈没有回应他，而是一直在做饭。他以为妈妈没听见，就又问了一遍。没想到妈妈直接掏出了 10 元钱，扔在了地上，还说了很多难听的话。他哭了，虽然很想买纪念册，但是他没有捡起地上的钱。"女孩看向我，我点了点头，肯定她找到了对方形成回避型依恋的根源。"看来大家都是带着童年创伤在相处呀。"她感叹道。

"在每一次发生矛盾时，对他来说，处理完问题情绪就好了，而对你来说，不处理好情绪，就无法处理事情，这是因为你们处理问题的方式不同。"女孩也点了点头，在思考。

我继续说："区别不止于此，每个人对爱的定义不一样，有的人认为每天问候、关心、打电话、发消息是爱，有的人反而觉得这样做是负担，是控制，是束缚，觉得心累，这些也是我们从父母对我们的爱里学到的。"我说道。

女孩问我："那什么才是真正的爱呢？"

"我只能说说我的理解，不一定正确。"我沉思了一会儿说，"我们口中的爱，往往掺杂着占有欲和控制欲，这种爱一旦建立就会缺乏边界感。'我爱你'往往意味着'你属于我'，但这会让对方感到不适。我认为真正的爱是两个精神独立完整的人，帮助对方成为自己想成为的样子，用对方需要的方式来爱他，甚至比对方更了解他自己，能看到他自己都察觉不到的心理需求。真正的爱一定是建立在尊重对方的基础上的，它不应强加于对方，也不应带有自私的成分，同时，它也不应没有自己的底线。"我觉得我无法用准确的语言来描述爱是什么，我只能说什么不是爱。这就像"道"，道不可说，一说就错。最后，我再次强调："这是我理解的爱，并非标准答案。"

女孩道谢离开后，没有再来复诊，我再也没有见过她，不知道她和男朋友的结局如何。我送给了她一段话，现在也将这段话作为本书的结尾。

爱情的最高境界就是爱上自己，我们之所以会爱上别人，是因为我们被对方身上的某些特点所吸引，而这常常是我们本身缺乏的。比如一个从小十分听话懂事的孩子会被一个自由的、无拘无束的个体所吸引；一个为钱发愁的人会对经济条件优渥的人产生好感；一个学习不好的人会对高学历的人心生崇拜。我们爱上对方的这些特点，如果在接触的过程中我们把这些特点内化成自己的特点，我们就能成为更好的自己。爱的最高境界，就是爱上自己。

爱情的几个阶段

爱情的每一个阶段都有其独特的魅力和挑战。

首先是相遇阶段，这是爱情的起点，两颗心在缘分的安排下相遇。在这个阶段，我们可能会被对方的某些特质所吸引，比如美丽的外表、独特的性格。我们开始寻找机会接近对方，希望能够更加深入地了解彼此。

接着是相识阶段。在这个阶段，我们开始深入了解对方，分享彼此的兴趣爱好、生活经历，甚至是内心深处的秘密。通过交流，我们逐渐建立起默契和信任，开始感受到对方在自己心中的重要性。

然后是相恋阶段，这是爱情最为甜蜜的时期。我们会对对方产生强烈的感情，想要时刻陪伴在对方身边，分享彼此的喜怒哀乐。在这个阶段，我们会为对方付出很多，甚至不惜牺牲自己的利益。我们会一起规划未来，期待着能够携手走过人生的每一个阶段。

然而，爱情并非总是一帆风顺的。在磨合阶段，我们可能会遇到各种问题和矛盾。我们可能会因性格差异、生活习惯不同而发生摩擦，甚至会因琐事而争吵不休。但是，正是这些矛盾和摩擦，让我们更加深入地了解对方，学会如何包容和理解对方。

如果我们能够成功度过磨合阶段，那么将迎来稳定阶段。在这个阶段，我们已经建立起深厚的感情基础，对彼此有了充分的了解和信任。我们会更加努力地经营这段感情，一起面对生活中的挑战和困难，共同成长，共同创造美好的未来。

最后，当激情退却，爱情走到相守阶段时，我们已经走过漫长的人生旅程了。在这个阶段，我们会更加珍惜彼此，感激对方一直以来的陪伴和支持。我们会相互扶持，共同度过人生的晚年时光。

依恋类型

依恋类型，简单来说，是个体在成长过程中形成的一种对亲密关系的基本态度和行为模式。这种基本态度和行为模式通常源于个体早期与主要照顾者的互动经验，并会对其之后的人际关系产生长远的影响。在心理学领域，依恋理论被广泛用来解释和预测个体在亲密关系中的行为和情感反应。

依恋类型主要可以分为以下 3 种。

1. 安全型依恋（Secure Attachment）。拥有安全型依恋的个体通常对他人持有积极的态度，他们相信自己以及他人都是值得信赖的。在亲密关系中，这类人能够较好地平衡独立性和依赖性，既能保持个人的空间和自由，也能在需要时寻求和接受他人的支持。他们的情感比较稳定，即使在面对关系中的挑战和困难时，也能保持较为乐观和积极的心态。

2. 回避型依恋（Avoidant/Dismissive Attachment）。拥有回避型依恋的个体倾向于避免亲密和依赖，他们可能对他人持有较为消极的看法，认为别人不可靠或不能依赖。这类人可能过度强调独立性，而在亲密关系中会表现出疏远和冷漠。他们可能难以表达自己的情感，也不太愿意寻求或接受他人的帮助。

3. 焦虑型依恋（Anxious/Preoccupied Attachment）。拥有焦虑型依恋的个体对亲密关系有着强烈的需求，但同时又对伴侣的忠诚和爱意持有不安全感。他们可能会过度依赖他人，并时常担心伴侣是否会满足他们的需求，或是否会离开他们。在亲密关系中，这类人可能会表现出过度敏感、多疑或情绪波动较大的特点。

设想一个场景。在你小时候，如果妈妈要出门，需要离开你一段时间，你会如何反应？你是会表现得非常苦恼、极力反抗，任何一次短暂的分离都会引发你的大声哭闹；还是当妈妈离开时，你的玩耍和探索行为会受到影响，明显地表现出苦恼和不安，想寻找母亲回来；又或者你对妈妈的离开表现得无所谓，不反抗，很少表现出紧张或不安的情绪？

　　再设想一个场景。假如小时候的你很久没有见父母了，很想他们。那么，当他们回来的时候，你看见了他们，会有什么反应呢？

　　第一种，跑到爸爸妈妈身边，拥抱他们，告诉他们自己想他们了，询问他们给自己带了什么好吃的和玩具。第二种，待在原地，做自己的事，对于爸爸妈妈回来这件事，不会表现得十分热情，甚至内心还会感到委屈和愤怒。第三种，哭泣，希望爸爸妈妈看到并且来哄自己。这3种行为模式对应着3种依恋类型。

　　这3种依恋类型并非一成不变，个体的依恋类型可以在其一生中根据不同的经验和情境发生变化。了解和识别自己的依恋类型有助于个体更好地理解自己在亲密关系中的行为模式，从而在必要时做出调整，建立更健康和令自己满意的人际关系。同时，在心理治疗和咨询中，依恋理论也常被用来分析和治疗个体在人际关系中出现的问题。